ISABELLE PACCHIONI

Préface du Dr Franck Gigon

LE GUIDE PRATIQUE ANTIPOLLUTION POUR UNE MAISON SAINE

1 001 RÉFLEXES AIR PUR

LEDUC.S PRATIQUE

De la même auteure aux éditions Leduc.s

Automassages aux huiles essentielles, guide visuel, 2017.
Guide de poche d'aromathérapie (avec Danièle Festy), 2016.

Maquette : Sébastienne Ocampo
Illustrations : Fotolia

29 boulevard Raspail
75007 Paris – France
ISBN : 979-10-285-1343-6

PRÉFACE
du Docteur Franck Gigon

À l'heure où, dans nos sociétés modernes, il n'est plus possible d'échapper à la pollution ambiante que ce soit dans l'air, dans l'eau ou dans nos aliments, où la contamination de nos espaces intérieurs se révèle supérieure à celle de nos espaces extérieurs, où les antibiotiques, les biocides ménagers et les pesticides se combinent pour faire émerger des microbes résistant à tout traitement, où les écosystèmes subissent les outrages des molécules chimiques rejetées dans la nature, il est plus que temps de réagir pour préserver nos organismes et notre mère planète.

En praticienne en aromathérapie expérimentée et entourée, Isabelle Pacchioni nous livre les solutions aromatiques naturelles. En soignant notre maison grâce à la puissance des huiles essentielles, c'est bien notre corps et ceux de tous nos proches que nous protégeons. Alors, plus qu'un guide, c'est un formidable outil de prévention sanitaire que nous propose ici Isabelle Pacchioni... que tout médecin devrait conseiller à ses patients.

Docteur Franck Gigon
Médecin généraliste phytothérapeute

SOMMAIRE

MON BEST OF HUILES ESSENTIELLES POUR FAIRE RESPIRER MA MAISON, MON BIEN-ÊTRE ET MA SANTÉ !

Rien de mieux que les huiles essentielles pour diffuser dans sa maison des senteurs douces et agréables, mais également utiles à la santé et au bien-être : pour assainir la chambre d'un malade, chasser les microbes ou stimuler ses défenses naturelles, ou simplement pour se redonner de l'énergie ou mieux se détendre. Toutes les huiles essentielles, pourtant, ne sont pas faites pour être diffusées dans l'atmosphère : il faut donc bien vérifier pour chacune d'elles que ce mode d'utilisation est possible (en plus, évidemment, de bien vérifier l'indication !).

Pour vous simplifier la vie, et ne pas multiplier les achats inutiles, voici les principales huiles essentielles à diffuser au quotidien chez soi. Avec ce best of, vous avez les « indispensables » sous la main, et vous pouvez même composer des cocktails olfactifs et/ou thérapeutiques, en suivant les recettes… 1, 2, 3, diffusez !

LE SAVIEZ-VOUS ?

Pour les agrumes (citron, orange douce, mandarine, pamplemousse…) on parle d'essence, plutôt que d'huile essentielle. Ces essences sont obtenues par expression mécanique à froid (on presse le zeste où se trouvent les poches oléifères), au lieu de la distillation à la vapeur d'eau qui convient à la plupart des plantes.

12 huiles essentielles à la loupe

ARBRE À THÉ (OU « TEA TREE »)

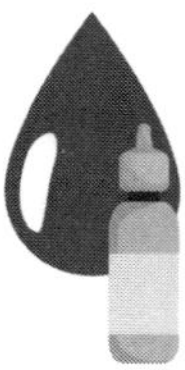

Melaleuca alternifolia
Famille : Myrtacées
Origine : Australie
Partie utilisée : feuilles
Odeur : forte, camphrée

Principales propriétés de l'huile essentielle en diffusion

Anti-infectieuse, antiseptique, antibactérienne, antifongique, antivirale, immunostimulante, décongestionnante respiratoire, elle traite notamment les rhumes, rhinites, congestions nasales et sinusites. C'est un excellent désinfectant aérien, parfait à diffuser en période d'épidémies virales (grippe, gastro-entérite, rhinopharyngite).

Précautions d'emploi

Son arôme étant puissant, cette huile essentielle doit impérativement être diffusée après avoir été mélangée avec d'autres.

Contre-indications

- Femme enceinte ou allaitante.
- Enfant de moins de 7 ans.
- Personne allergique à l'un des composants.
- Asthmatique sans avis d'un allergologue.
- Épileptique ou ayant des antécédents de troubles convulsifs.

Les meilleurs mélanges olfactifs

Avec les huiles essentielles de marjolaine à coquilles, géranium, menthe poivrée, basilic, lemongrass, thym à linalol.

Les meilleurs mélanges thérapeutiques en diffusion

7 ans

Assainissement de l'air

- 5 gouttes d'huile essentielle d'arbre à thé + 90 gouttes (≈ 3 ml) d'huile essentielle de lemongrass ou de marjolaine à coquilles ou de thym à linalol.

Fatigue physique ou nerveuse

> 15 ans

- 5 gouttes d'huile essentielle d'arbre à thé + 90 gouttes (≈ 3 ml) d'huile essentielle de thym à linalol ou de géranium.

Elle est idéale aussi en hammam facial pour nettoyer les peaux à problèmes !

> 15 ans

- 1 goutte d'huile essentielle d'arbre à thé dans le réservoir d'eau d'un diffuseur de vapeur hammam facial.

CITRON JAUNE

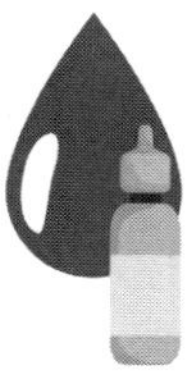

Citrus limon
Famille : Rutacées
Origine : Sicile, Espagne
Partie utilisée : zestes
Odeur : fraîche, agrumée, caractéristique

Principales propriétés de l'essence en diffusion

Assainit l'air et élimine les mauvaises odeurs. Son arôme pétillant, évoquant le soleil d'Italie et d'Espagne, met de bonne humeur et chasse les « coups de cafard » Antinauséeuse qui soulage efficacement nausées ou mal des transports.

Précautions d'emploi

Elle est parfaitement tolérée en diffusion.

Contre-indications

- Femme enceinte ou allaitante.
- Enfant de moins de 7 ans.
- Personne allergique à l'un des composants.
- Asthmatique sans avis d'un allergologue.
- Épileptique ou ayant des antécédents de troubles convulsifs.

Les meilleurs mélanges olfactifs

Avec les essences d'orange douce, de pamplemousse ou de mandarine verte, et les huiles essentielles d'eucalyptus globuleux ou radié, de ravintsara, de niaouli, de lemongrass, de palmarosa et de sapin de Sibérie.

Les meilleurs mélanges thérapeutiques en diffusion

7 ans

Assainissement de l'atmosphère / Mauvaises odeurs

➔ 90 gouttes (≈ 3 ml) d'essence de citron + 5 gouttes d'essence de pamplemousse, ou d'huile essentielle de lemongrass ou de sapin de Sibérie.

OU

➔ 10 gouttes d'essence de citron sur un galet en céramique à placer dans le réfrigérateur ou les lieux humides.

Rhume / Fatigue

> 7 ans

- 10 gouttes d'essence de citron + 90 gouttes (≈ 3 ml) d'huile essentielle d'eucalyptus radié ou d'eucalyptus globuleux, de niaouli ou de ravintsara.

Mauvaise humeur / Coup de « blues »

> 7 ans

- 30 gouttes (≈ 1 ml) d'essence de citron + 90 gouttes (≈ 3 ml) d'essence de mandarine verte ou d'orange douce.

Mal des transports / Nausées

> 7 ans

- Quelques gouttes d'essence de citron à respirer, à verser pour cela sur un galet en céramique de Limoges, dans un diffuseur ou encore sur un mouchoir.

CITRONNELLE DE JAVA

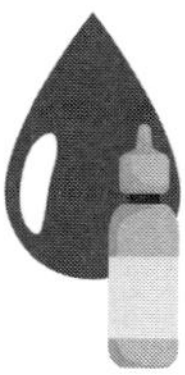

Cymbopogon winterianus
Famille : Poacées
Origine : Indonésie, Chine, Viêt Nam, Népal, Afrique, Antilles
Partie utilisée : parties aériennes
Odeur : citronnée, caractéristique

Principales propriétés de l'huile essentielle en diffusion

Antimoustique naturel réputé, elle est extrêmement répulsive en diffusion aérienne. Antivirale, antibactérienne et antifongique, elle élimine également microbes et mauvaises odeurs et se révèle relaxante.

Précautions d'emploi

Bien tolérée en diffusion.

Contre-indications

- Femme enceinte ou allaitante.
- Enfant de moins de 7 ans.
- Personne allergique à l'un des composants.
- Asthmatique sans avis d'un allergologue.
- Épileptique ou ayant des antécédents de troubles convulsifs.

Les meilleurs mélanges olfactifs

Avec les huiles essentielles d'eucalyptus citronné, géranium et menthe poivrée.

Les meilleurs mélanges thérapeutiques en diffusion

Répulsif moustiques

> 7 ans

- 10 gouttes d'huile essentielle de citronnelle de Java + 5 gouttes d'huile essentielle de géranium + 90 gouttes (≈ 3 ml) d'huile essentielle d'eucalyptus citronné.

Assainissement de l'atmosphère / Mauvaises odeurs

> 7 ans

➔ 120 gouttes (≈ 4 ml) d'huile essentielle de citronnelle de Java + 2 gouttes maximum d'huile essentielle de menthe poivrée.

CYPRÈS

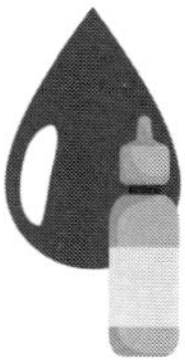

Cupressus sempervirens
Famille : Cupressacées
Origine : France, Espagne, Italie
Partie utilisée : rameaux feuillus
Odeur : résineuse, balsamique

Principales propriétés de l'huile essentielle en diffusion

- Elle est un excellent antitussif, et une bonne arme antifatigue (nerveuse ou physique) ou contre la dépression hivernale car elle équilibre le système nerveux.

Précautions d'emploi

Bien tolérée, cette huile essentielle doit toutefois être mélangée avant toute diffusion.

Contre-indications

- Femme enceinte ou allaitante.
- Enfant de moins de 7 ans.

- Personne allergique à l'un des composants.
- Asthmatique sans avis d'un allergologue.
- Chez l'épileptique ou ayant des antécédents de troubles convulsifs.
- En cas de cancer hormonodépendant (utérus, ovaires, sein, prostate, testicules, certains cancers de l'intestin...).

Les meilleurs mélanges olfactifs

Avec l'huile essentielle de cèdre de l'Atlas ou de pin sylvestre.

Les meilleurs mélanges thérapeutiques en diffusion

Fatigue nerveuse

> 12 ans

➔ 5 gouttes d'huile essentielle de cyprès + 90 gouttes (≈ 3 ml) d'huile essentielle de cèdre de l'Atlas (diffusion pendant 5 minutes maximum).

Désinfection de l'air / Mauvaises odeurs

> 7 ans

➔ 30 gouttes (≈ 1 ml) d'huile essentielle de pin sylvestre + 10 gouttes d'huile essentielle de cyprès (diffusion pendant 10 minutes maximum).

EUCALYPTUS GLOBULEUX

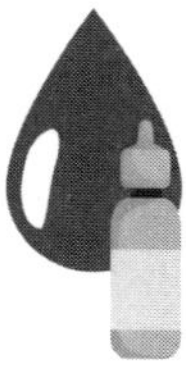

Eucalyptus globulus
Famille : Myrtacées
Origine : Australie, Maroc, Espagne, Portugal, Chine, Uruguay
Partie utilisée : feuilles et rameaux
Odeur : fraîche, balsamique, « dégageante », caractéristique de l'eucalyptol

Principales propriétés de l'huile essentielle en diffusion

Expectorante, mucolytique, antiseptique, l'huile essentielle d'eucalyptus globuleux est très efficace contre l'ensemble des infections de l'arbre respiratoire. Son arôme extrêmement décongestionnant apaise les différents types de toux et assainit l'atmosphère en période d'épidémie. Tonique physique et mentale, elle est également idéale pour lutter contre la fatigue, favoriser la concentration et la mémorisation.

Précautions d'emploi

Utilisée seule, elle doit être diffusée par séquences de 10 à 15 minutes seulement. Pour une diffusion plus longue, il faut la mélanger avec d'autres huiles essentielles.

Contre-indications

- Femme enceinte ou allaitante.
- Enfant de moins de 7 ans.

- Personne allergique à l'un des composants.
- Asthmatique sans avis d'un allergologue.
- Épileptique ou ayant des antécédents de troubles convulsifs.

Les meilleurs mélanges olfactifs

Avec l'essence de citron et les huiles essentielles de palmarosa, romarin à verbénone, ravintsara, sapin de Sibérie et thym à linalol.

Les meilleurs mélanges thérapeutiques en diffusion

Bronchite / Trachéite / Toux > 7 ans

- 60 gouttes (≈ 2 ml) d'huile essentielle d'eucalyptus globuleux + 10 gouttes d'huile essentielle de sapin de Sibérie.

Prévention de la grippe ou autres épidémies virales > 7 ans

- 30 gouttes d'huile essentielle d'eucalyptus globuleux + 30 gouttes d'huile essentielle de ravintsara + 10 gouttes d'essence de citron.

Fatigue générale / Concentration / Mémorisation / Période de travail intense > 7 ans

- 60 gouttes (≈ 2 ml) d'huile essentielle d'eucalyptus globuleux + 15 gouttes d'huile essentielle de thym à linalol ou de palmarosa ou de ravintsara.

LAVANDE VRAIE (OU OFFICINALE)

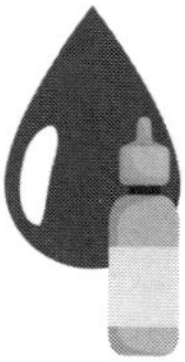

Lavandula angustifolia
Famille : Lamiacées
Origine : Sud de la France
Partie utilisée : sommités fleuries
Odeur : fraîche, agréable, florale

Principales propriétés de l'huile essentielle en diffusion

Emblématique de l'aromathérapie, l'huile essentielle de lavande vraie dompte l'insomnie, l'anxiété, le stress et les symptômes qui leur sont associés comme l'hypertension bénigne et passagère, les palpitations du cœur ou encore les maux de tête.

Précautions d'emploi

Bien tolérée, avec une odeur puissante.

Contre-indications

- Femme enceinte ou allaitante.
- Enfant de moins de 7 ans.
- Personne allergique à l'un des composants.
- Asthmatique sans avis d'un allergologue.
- Épileptique ou ayant des antécédents de troubles convulsifs.

Les meilleurs mélanges olfactifs

Avec l'essence de mandarine verte, les huiles essentielles d'encens, ylang-ylang et marjolaine à coquilles.

Les meilleurs mélanges thérapeutiques en diffusion

Insomnie / Sommeil agité — > 7 ans

- 3 gouttes d'huile essentielle de lavande vraie + 120 gouttes (≈ 4 ml) d'essence de mandarine verte.

Relaxation — > 7 ans

- 4 gouttes d'huile essentielle de lavande vraie + 120 gouttes (≈ 4 ml) d'huile essentielle d'encens.

MANDARINE VERTE

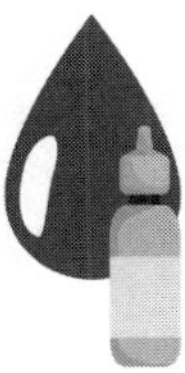

Citrus reticulata blanco
Famille : Rutacées
Origine : Espagne, Italie, Maghreb
Partie utilisée : zeste
Odeur : fruitée, acidulée

Principales propriétés de l'essence en diffusion

Relaxante, sédative, légèrement hypnotique, elle combat l'insomnie et l'angoisse de l'adulte et de l'enfant. Antiseptique, c'est un agréable assainissant de l'air.

Précautions d'emploi

Parfaitement tolérée.

Contre-indications

- Femme enceinte ou allaitante.
- Enfant de moins de 7 ans.
- Personne allergique à l'un des composants.
- Asthmatique sans avis d'un allergologue.
- Épileptique ou ayant des antécédents de troubles convulsifs.

Les meilleurs mélanges olfactifs

Avec les essences de citron, pamplemousse et orange douce, et les huiles essentielles de basilic, estragon, encens, ylang-ylang, et lemongrass.

Les meilleurs mélanges thérapeutiques en diffusion

Difficulté d'endormissement

> 7 ans

➔ 1 goutte d'huile essentielle de basilic ou d'estragon + 90 gouttes (≈ 3 ml) d'essence de mandarine verte.

Agitation des enfants

> 7 ans

➔ Essences de mandarine verte et d'orange douce à parts égales.

Mauvaise humeur (> 7 ans)

- 90 gouttes (≈ 3 ml) d'essence de mandarine verte + 30 gouttes d'essence de citron ou 3 gouttes d'huile essentielle d'ylang-ylang.

Relaxation (> 7 ans)

- 15 gouttes d'huile essentielle d'encens + 90 gouttes (≈ 3 ml) d'essence de mandarine verte.

Mauvaises odeurs, assainissement de l'air et épidémies virales (> 7 ans)

- 120 gouttes (≈ 4 ml) d'essence de mandarine verte + 5 gouttes d'huile essentielle de lemongrass ou 30 gouttes d'essence de pamplemousse ou de citron.

PIN SYLVESTRE

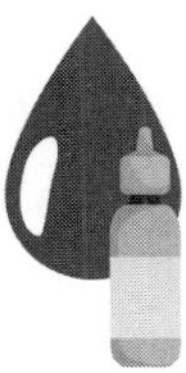

Pinus sylvestris
Famille : Pinacées
Origine : France, Autriche
Partie utilisée : aiguilles
Odeur : forestière, fine et fraîche comme le sapin

Principales propriétés de l'huile essentielle en diffusion

Excellente antiseptique aérienne et respiratoire, l'huile essentielle de pin sylvestre lutte contre les pathologies ORL et bronchiques, notamment en décongestionnant la sphère respiratoire. Anti-inflammatoire, elle soulage les symptômes des rhinites.

Précautions d'emploi

En diffusion, elle s'utilise à faible dose et systématiquement diluée dans d'autres huiles essentielles.

Contre-indications

- Femme enceinte ou allaitante.
- Enfant de moins de 7 ans.
- Personne allergique à l'un des composants.
- Asthmatique sans avis d'un allergologue.
- Épileptique ou ayant des antécédents de troubles convulsifs.

Les meilleurs mélanges olfactifs

Avec l'essence de citron et avec les huiles essentielles de cyprès, genévrier, palmarosa, sapin de Sibérie, lemongrass, ravintsara, eucalyptus globuleux, romarin à verbénone et hélichryse.

Les meilleurs mélanges thérapeutiques en diffusion

Mauvaises odeurs et assainissement du réfrigérateur

- 5 gouttes d'huile essentielle de pin sylvestre + 5 gouttes d'essence de citron ou d'huile essentielle de cyprès, ou de genévrier, ou de sapin de Sibérie, ou de lemongrass, sur un galet en céramique de Limoges ou dans une petite coupelle.

Assainissement de l'air (> 7 ans)

- 10 gouttes d'huile essentielle de pin sylvestre + 90 gouttes (≈ 3 ml) d'essence de citron, d'huile essentielle de palmarosa ou de lemongrass.

Affections ORL (rhume, rhinite, sinusite) (> 7 ans)

- 10 gouttes d'huile essentielle de pin sylvestre + 90 gouttes (≈ 3 ml) d'huile essentielle de ravintsara ou de palmarosa.

RAVINTSARA

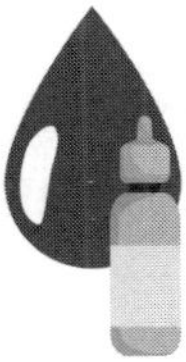

Cinnamomum camphora cineoliferum
Famille : Lauracées
Origine : Madagascar
Partie utilisée : feuilles
Odeur : fraîche, comme celle de l'eucalyptol et de l'eucalyptus radié ou globuleux

Principales propriétés de l'huile essentielle en diffusion

Fortement antivirale, antibactérienne et immunostimulante, l'huile essentielle de ravintsara traite les infections respiratoires provoquées par des virus (rhume, grippe, refroidissement, bronchite, rhinopharyngite) et prévient les risques de surinfection. Elle lutte contre la fatigue, les troubles de mémorisation, de concentration ou de vigilance.

Précautions d'emploi

Bien tolérée en diffusion.

Contre-indications

- Femme enceinte ou allaitante.
- Enfant de moins de 7 ans.
- Personne allergique à l'un des composants.
- Asthmatique sans avis d'un allergologue.
- Épileptique ou ayant des antécédents de troubles convulsifs.

Les meilleurs mélanges olfactifs

Avec l'essence de citron, et les huiles essentielles de palmarosa, eucalyptus radié, eucalyptus globuleux, sapin de Sibérie, pin sylvestre, lemongrass et thym à linalol.

Les meilleurs mélanges thérapeutiques en diffusion

Pathologies virales > 7 ans

- 60 gouttes (≈ 2 ml) d'huile essentielle de ravintsara + 10 gouttes d'essence de citron, ou d'huile essentielle de sapin de Sibérie, de thym à linalol ou de lemongrass.

Fatigue / Mémoire / Concentration / Manque de vigilance > 7 ans

- 90 gouttes (≈ 3 ml) d'huile essentielle de ravintsara + 10 gouttes d'huile essentielle de palmarosa ou de thym à linalol.

ROMARIN À VERBÉNONE

Rosmarinus officinalis verbenoniferum
Famille : Lamiacées
Origine : Corse, Espagne, Afrique du Nord
Partie utilisée : parties aériennes fleuries
Odeur : fraîche, florale, champêtre

Principales propriétés de l'huile essentielle en diffusion

Équilibrante en cas de fatigue nerveuse, palpitations ou sensation d'oppression, elle est également un bon atout contre les pathologies ORL et bronchiques en fluidifiant les mucosités respiratoires et en permettant leur évacuation. Une alliée en cas de toux, bronchite ou sinusite, qui se révèle aussi anti-infectieuse (antivirale et antibactérienne).

Précautions d'emploi

En diffusion, elle doit être utilisée à faible dose, et toujours diluée dans d'autres huiles essentielles.

Contre-indications

- Femme enceinte ou allaitante.
- Enfant de moins de 15 ans.
- Personne allergique à l'un des composants.
- Asthmatique sans avis d'un allergologue.
- Épileptique ou ayant des antécédents de troubles convulsifs.
- En cas d'hypertension artérielle ou trouble du rythme cardiaque.

Les meilleurs mélanges olfactifs

Avec les huiles essentielles de romarin à cinéole, pin sylvestre, ravintsara, eucalyptus radié, eucalyptus globuleux, hélichryse, genévrier, cyprès et thym à linalol.

Les meilleurs mélanges thérapeutiques en diffusion

Bronchite

> 15 ans

➲ 5 gouttes d'huile essentielle de romarin à verbénone + 30 gouttes (≈ 1 ml) d'huile essentielle d'eucalyptus globuleux ou de ravintsara ou de pin sylvestre.

Sinusite, nez bouché 15 ans (15 ans)

- 3 gouttes d'huile essentielle de romarin à verbénone + 30 gouttes d'huile essentielle de thym à linalol (par séquence de 10 minutes maximum).

SAPIN DE SIBÉRIE

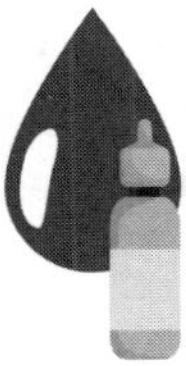

Abies sibirica
Famille : Pinacées
Origine : Sibérie
Partie utilisée : aiguilles
Odeur : douce, fraîche, balsamique, évoquant le sapin de Noël

Principales propriétés de l'huile essentielle en diffusion

Décongestionnante des voies respiratoires, fluidifiante des mucosités, elle facilite l'évacuation des glaires et traite les différentes toux et les bronchites.

Précautions d'emploi

Bien tolérée en diffusion.

Contre-indications

- Femme enceinte ou allaitante.
- Enfant de moins de 7 ans.
- Personne allergique à l'un des composants.
- Asthmatique sans avis d'un allergologue.
- Épileptique ou ayant des antécédents de troubles convulsifs.

Les meilleurs mélanges olfactifs

Avec les huiles essentielles d'encens, eucalyptus globuleux, eucalyptus radié, genévrier, gingembre frais, niaouli, pin sylvestre, ravintsara, romarin à cinéole et palmarosa.

Les meilleurs mélanges thérapeutiques en diffusion

Quintes de toux

> 7 ans

➜ 20 gouttes (60 gouttes ≈ 2 ml) d'huile essentielle de sapin de Sibérie diluées dans un fond d'huile essentielle de pin sylvestre ou d'encens ou de genévrier.

Bronchite / Toux grasse / Sinusite

> 7 ans

➜ 10 gouttes d'huile essentielle de sapin de Sibérie + 60 gouttes (≈ 2 ml) d'huile essentielle d'eucalyptus globuleux ou d'eucalyptus radié ou de niaouli ou de ravintsara.

Assainissant de l'air

> 7 ans

- 30 gouttes d'huile essentielle de sapin de Sibérie + 30 gouttes d'huile essentielle d'eucalyptus globuleux ou de ravintsara + 2 gouttes d'huile essentielle de gingembre frais.

Mauvaises odeurs (réfrigérateur, placards, sanitaires)

- 5 gouttes d'huile essentielle de sapin de Sibérie + 10 gouttes d'huile essentielle de pin sylvestre sur un galet en céramique de Limoges.

THYM À LINALOL

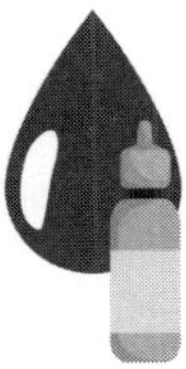

Thymus vulgaris linaloliferum
Famille : Lamiacées
Origine : France, Espagne
Partie utilisée : parties aériennes fleuries
Odeur : puissante et fruitée, comme celle de l'herbe aromatique

Principales propriétés de l'huile essentielle en diffusion

Puissamment antiseptique, l'huile essentielle de thym à linalol est aussi anti-infectieuse et employée aussi bien pour les affections ORL et pulmonaires (toux, bronchite, grippe) que pour les états de fatigue physique et mentale car elle est tonique.

Précautions d'emploi

Bien tolérée en diffusion.

Contre-indications

- Femme enceinte ou allaitante.
- Enfant de moins de 7 ans.
- Personne allergique à l'un des composants.
- Asthmatique sans avis d'un allergologue.
- Épileptique ou ayant des antécédents de troubles convulsifs.

Les meilleurs mélanges olfactifs

Avec les huiles essentielles d'arbre à thé, eucalyptus radié, eucalyptus globuleux, marjolaine à coquilles, pin sylvestre, ravintsara et romarin à cinéole.

Les meilleurs mélanges thérapeutiques en diffusion

Affections ORL et bronchiques

> 7 ans

➔ 10 gouttes d'huile essentielle de thym à linalol + 60 gouttes (≈ 2 ml) d'huile essentielle d'eucalyptus radié + 5 gouttes d'huile essentielle de romarin à cinéole.

Assainissement de l'air

> 7 ans

➔ 15 gouttes d'huile essentielle de thym à linalol + 30 gouttes d'huile essentielle de ravintsara.

Mauvaises odeurs (réfrigérateur, placards, sanitaires)

- 10 gouttes d'huile essentielle de thym à linalol + 5 gouttes d'huile essentielle de pin sylvestre sur un galet en céramique de Limoges.

Bien choisir les huiles essentielles

Les huiles essentielles sont des produits actifs, il faut donc être vigilant pour ne pas acheter n'importe quoi et les choisir de bonne qualité : elles seront d'autant plus efficaces… et plus saines car pures et non « trafiquées » !

Opter pour de vraies garanties de qualité

Au niveau mondial, les normes sur les méthodes d'analyse et les spécifications des huiles essentielles sont définies par le groupe de travail ISO TC 54, qui prend en considération les informations des experts mondiaux*. En France, depuis 2008, l'AFSSAPS (désormais ANSM, Agence nationale de sécurité du médicament et des produits de santé) a élaboré des recommandations relatives aux critères de qualité, afin d'encadrer leur utilisation et de permettre un meilleur contrôle. Une bonne huile essentielle porte notamment les mentions « HEBBD » (Huile Essentielle Botaniquement et

* https://www.iso.org/fr/committee/48956.html?view=participation

Biochimiquement Définie), c'est une garantie de traçabilité, de qualité et d'un strict contrôle.

Elle doit être :
- **100 % pure :** sans adjonction d'une autre huile essentielle, ni d'une huile végétale.
- **100 % naturelle :** exempte de tout produit chimique (tel que des essences minérales, molécules de synthèse...).
- **100 % totale :** non déterpénée, non rectifiée, non décolorée, non diluée.

La traçabilité doit être parfaitement maîtrisée, et des contrôles qualité systématiques de chaque lot d'huile essentielle (chromatogramme, couleur, saveur, odeur, densité, miscibilité à l'alcool...) doivent être effectués par les fabricants afin d'établir un bulletin d'analyse complet et précis.

En pratique, que dois-je vérifier ?

De nombreuses mentions doivent figurer sur l'emballage des huiles essentielles, lisez-les et veillez tout particulièrement à ce que figurent de façon claire et lisible :
- *La famille botanique* de la plante ainsi que son nom latin et l'organe producteur, qui permettent d'éviter toute confusion.
- *Le chémotype :* pour ne pas se tromper de propriétés. Par exemple, il existe 8 chémotypes principaux de thym vulgaire, aux indications et usages différents.

- *La date de péremption,* le numéro de lot, ainsi que l'organe producteur (« o.p. »).
- *Les précautions d'emploi.* D'une manière générale avant toute utilisation, il faut lire les précautions d'emploi figurant sur les huiles essentielles ou essences que vous utilisez. Attention toutefois, l'incohérence réglementaire qui régit la commercialisation des huiles essentielles en Europe (pas moins de 6 réglementations différentes !), implique que tous les usages et donc précautions d'emploi d'une huile essentielle peuvent ne pas être indiqués sur son packaging ou être différents d'une huile essentielle à une autre selon le statut réglementaire selon lequel elle est enregistrée.
- *L'équivalence :* 1 ml équivaut à un nombre de gouttes, nombre qui peut différer selon les huiles essentielles, par exemple 1 ml d'huile essentielle de ravintsara équivaut à 39 gouttes alors qu'il faudra 29 gouttes de thym à linalol pour obtenir 1 ml de cette huile essentielle.

Un flacon d'huile essentielle doit comporter un bouchon compte-gouttes calibré selon les normes de la pharmacopée européenne. Si tel n'est pas le cas, vous pouvez vous procurer une pipette compte-gouttes (en pharmacie, vérifiez qu'elle porte bien l'indication « norme pharmacopée européenne »), indispensable pour une mesure correcte.

➔ *Bon à savoir :* certains fabricants indiquent sur l'emballage le nombre précis de gouttes pour 1 ml, pour une prise facilitée.

Quel conditionnement faut-il privilégier ?

Les essences et huiles essentielles doivent être conditionnées dans un flacon en verre (et non en plastique), qui doit toujours être de couleur sombre : cela facilite la conservation puisque les huiles essentielles sont altérées par les rayons ultraviolets du soleil.

On choisira de préférence de petites bouteilles d'une contenance de 10 ml, ce qui évite d'avoir des « fonds de flacons » qui traînent trop longtemps et se périment avant d'avoir été utilisés. Exception faite des huiles essentielles « culte » qui se consomment fréquemment en plus grande quantité, que l'on peut d'ailleurs trouver en plus grand format pour ces trois grands « basiques » que sont la lavande vraie, la menthe poivrée et le ravintsara.

Pratique et pour plus de sécurité, choisissez des flacons munis de bouchons inviolables équipés d'un système de sécurité enfant.

Et le bio ?

C'est encore mieux ! Toutefois, on ne peut pas trouver toutes les huiles essentielles en bio, parce que certaines plantes poussent à l'état sauvage, par exemple, et que tous les producteurs ne souscrivent pas, pour des raisons de fort surcoût notamment, à la démarche de certification bio. Mais quand cela est possible, autant acheter des flacons d'huiles essentielles certifiées bio :

- Certification Européenne Ecocert pour les huiles essentielles bio cosmétiques ;
- Certification Européenne AB pour les huiles essentielles bio compléments alimentaires.

N'ACHETEZ PAS VOS HUILES ESSENTIELLES N'IMPORTE OÙ, SANS RÉFÉRENCE QUALITATIVE NI CONSEIL

L'achat auprès d'un pharmacien est le plus sûr ou sur le site d'une marque distribuée également en pharmacie comme www.puressentiel.com

Comment les conserver ?

Un peu comme les médicaments ou les compléments alimentaires, les huiles essentielles ne doivent pas être conservées n'importe comment, pour éviter qu'elles ne se dénaturent.

Fragiles, elles doivent notamment être stockées à l'abri de la lumière et de la chaleur (idéalement entre 5 et 30 °C). Attention aux étagères sur lesquelles le soleil tape, ou placées au-dessus d'un radiateur !

L'idéal est de les laisser dans leur emballage d'origine pour éviter les erreurs. On veillera à toujours bien les reboucher (elles sont oxydables et volatiles) et on les range toujours debout, pour éviter que les huiles essentielles ne « rongent » le bec compte-gouttes et le bouchon, qui sont en plastique.

Ainsi protégées, elles peuvent être conservées environ 5 ans pour la plupart. À l'exception des essences d'agrumes dont la durée de conservation optimale se limite à seulement 3 ans, et des huiles essentielles obtenues à partir d'aiguilles de conifères (comme le pin sylvestre), qui ne doivent idéalement pas dépasser 2 ans de conservation.

À SAVOIR

Ne vous étonnez pas des couleurs variées que l'on peut rencontrer dans l'arc-en-ciel des huiles essentielles (par exemple, l'huile essentielle de thym à thymol peut être rouge sang, celle de camomille allemande (matricaire) d'un magnifique bleu indigo alors que celle de camomille romaine ou camomille noble est jaune-vert…). Ainsi, la couleur d'une huile essentielle peut dépendre non seulement du végétal lui-même mais aussi de son système d'expression (c'est le cas de l'essence de mandarine qui, à partir du même fruit au même stade de maturité, pourra être verte ou jaune selon que l'essence est mélangée ou non au jus lors de la fabrication), ou encore de la matière avec laquelle est fabriqué l'alambic qui a servi à sa production ! Un alambic en cuivre donnera une huile essentielle de gaulthérie rose foncé, et dans un alambic en Inox la même huile essentielle sera translucide.

L'IDÉAL ?

Regrouper ensemble toutes ses huiles essentielles, dans une (jolie) boîte ou trousse fermée, et rangée bien sûr en sécurité hors de portée des petites mains curieuses... Et rien n'empêche de garder au même endroit les livres ou livrets concernant leur utilisation : autant faire pratique et efficace !

Comment recycler mes flacons vides ?

Votre flacon d'huile essentielle est terminé ? Vous pouvez bien sûr le jeter... mais vous pouvez aussi l'utiliser pour parfumer une petite pièce, un placard ou un tiroir, mais aussi la voiture, en l'y entreposant, bouchon retiré. C'est bien plus agréable et naturel que ces produits parfumés (chimiquement) que l'on vous vend parfois (comme ces petits sapins qui pendent au rétroviseur et n'ont rien de naturel). Évidemment, c'est valable seulement pour les huiles essentielles ou essences en diffusion dont vous appréciez l'odeur : lavande, eucalyptus, pin, menthe, orange douce, citron, ylang-ylang, cèdre, romarin... Au bout d'un moment, bien sûr, il ne sentira plus rien et il pourra alors vous resservir en le remplissant d'un mélange aromatique « maison ». À vous de choisir, ayez juste le bon réflexe quand vous terminez votre flacon !

UNE MAISON NATURELLEMENT SAINE ET PARFUMÉE GRÂCE AUX HUILES ESSENTIELLES

Bien choisir son diffuseur électrique

On ne chauffe jamais les huiles essentielles, cela aurait pour effet de les dénaturer (et de ruiner leurs effets) ainsi que de dégager des composés toxiques. Au contraire, on les diffuse à froid ou à chaleur douce (tiède). Mais comment choisir LE bon appareil ?

Pour une grande pièce à vivre

Choisissez un diffuseur de grande capacité, plutôt esthétique et silencieux, pour qu'il devienne un objet décoratif et utile à la fois. Certains modèles émettent une lumière changeante pour créer une ambiance douce et apaisante.

- **Pour assainir et parfumer une pièce de 60 à 120 m^2 :** un diffuseur à nébulisation qui diffuse les huiles essentielles à froid. Choisissez un modèle qui propose une minuterie intégrée et plusieurs débits de diffusion différents.
- **Pour les atmosphères très sèches :** choisissez plutôt un diffuseur à la fois brumisateur et humidificateur ultrasonique, qui délivre une brume d'eau légère, avec ou sans huiles essentielles selon les envies ou les besoins.

Pour la chambre ou pour le bureau

Le choix se portera sur un objet doux et joli, pratique, et silencieux pour ne pas troubler le sommeil ou la concentration, avec une diffusion courte et qui cesse automatiquement pour ne pas « tourner » toute la nuit.

- **Pour une pièce jusqu'à 20 m^2 :** un diffuseur à chaleur douce qui permet la dispersion des actifs des huiles essentielles par évaporation. À choisir muni d'un système de régulation thermique, qui permet de maîtriser la température à laquelle on chauffe.
- **Pour une plus petite surface encore :** un diffuseur-prise, ultrapratique, à brancher directement sur une prise électrique, avec un réservoir pour les huiles essentielles, qui permet tout de même une diffusion longue durée. Celui-ci est d'ailleurs idéal pour les vacances ou les déplacements de fin de semaine !

Pour la voiture, le camping, les vacances

Choisissez des diffuseurs nomades de petit volume qui se rechargent avec prise USB et que l'on peut emmener partout avec soi !

- **Le nomade :** diffuseur à ventilation, qui diffuse à froid les huiles essentielles, ou avec système de diffusion à ultrasons, à pile ou batterie intégrées, ou qui se charge grâce à une prise USB... le choix est vaste !
- **Le décoratif :** un galet en céramique de Limoges, sur lequel il suffit de déposer quelques gouttes d'huile essentielle. Parfait aussi pour les placards et tiroirs.

Un petit « pschitt » pour respirer un air plus pur !

L'air que nous respirons n'est pas le seul à avoir un impact sur nos poumons. Les acariens, les moisissures, les microbes, tout ce petit monde qui vit chez nous se ligue également pour nous « polluer » la vie, de jour comme de nuit ! Assainir l'air est donc une priorité, le jour bien sûr, quand, bien éveillé, vous êtes conscient des désagréments engendrés par un air vicié... mais aussi la nuit, dans l'intimité de votre chambre (où vous passez, rappelons-le, un tiers de votre vie), pour y dormir à poings fermés, comme un bébé. À moins que ce tableau idyllique ne corresponde pas tout à fait à la réalité ?

En purifiant l'air de votre intérieur avec des huiles essentielles bien choisies, vous détruirez les hôtes indésirables évoqués plus haut. Le « Spray Puressentiel® Assainissant aux 41 huiles essentielles » s'en charge pour vous. Pratique, sa formule brevetée est à base d'ingrédients 100 % d'origine végétale, NI gaz propulseur NI produit chimique néfaste n'entrent dans sa composition. Sa tolérance, y compris sur des patients allergiques asthmatiques légers à modérés*, et son efficacité sont largement démontrées.

Vous pouvez aussi utiliser un spray aux huiles essentielles dont les propriétés sont reconnues pour vous libérer des petits maux respiratoires de l'hiver. Inducteur du sommeil et antistress, ce peut être également utile pour éviter d'entrer dans la spirale infernale des somnifères. N'hésitez pas à faire appel aux huiles essentielles, sous forme de produits prêts à l'emploi, aux formules soigneusement prédosées, à l'efficacité testée par des études cliniques, à la tolérance validée par une expertise toxicologique sérieuse et à la fabrication encadrée par un système de qualité draconien, ils seront le gardien de la qualité de l'air et, en plus, vous feront faire de beaux rêves !

* Jean Levy, Catherine Neukirch, Isabelle Larfi, Pascal Demoly & Gabriel Thabut (2018) Tolerance to exposure to essential oils exposure in patients with allergic asthma, *Journal of Asthma*, DOI: 10.1080/02770903.2018.1493601

Créer mes ambiances sur mesure

Les senteurs sont la signature d'une maison : elles créent une atmosphère harmonieuse... mais elles vont plus loin, en apportant paix et harmonie, en favorisant le sommeil ou la concentration, en équilibrant l'humeur ou en nous tonifiant ! Cela peut rapidement devenir un jeu...

Comment ça marche ?

C'est prouvé : diffusées dans l'atmosphère, les huiles essentielles sont captées par notre nez (ainsi que les multiples composés volatils qui les composent). Elles vont ainsi stimuler les récepteurs olfactifs situés en haut des voies nasales, lesquels vont directement transmettre les informations au système limbique. Cette petite zone stratégique du cerveau est celle qui régit les émotions et le comportement. Les effluves peuvent donc ainsi tout naturellement apaiser, dynamiser, équilibrer, relaxer...

Dans la cuisine

Parfaites, les senteurs fraîches des huiles essentielles de menthe poivrée (toujours diluée à 10 %), basilic, sauge sclarée et d'essence de citron, ou les essences gourmandes d'orange douce ou de pamplemousse.

Dans le salon

L'huile essentielle de cèdre de l'Atlas crée une ambiance chaleureuse, comme celle d'encens, alors que les huiles essentielles de sapin de Sibérie, de ciste ladanifère, de cyprès et d'eucalyptus (radié ou globuleux) sont fraîches, avec une senteur de forêt. Toutes peuvent être associées.

Dans la chambre

Rien de tel qu'une atmosphère douce et paisible pour bien dormir. Les huiles essentielles de lavande vraie et de lavandin super, de petit grain bigarade, de marjolaine à coquilles, ainsi que les essences de mandarine verte et d'orange douce, sont particulièrement propices au sommeil.

Dans le bureau

On opte pour l'huile essentielle de lavande vraie contre le stress, de cèdre de l'Atlas pour sa douceur ou encore de menthe poivrée quand il faut se stimuler pour être ultraperformant.

VIVE LES COCKTAILS PRÊTS À DIFFUSER, 100 % PRATIQUES

Parce que l'on n'a pas forcément envie de composer ses mélanges, et que l'on souhaite se faciliter la vie tout en changeant facilement d'atmosphère, Puressentiel® a composé des associations odorantes et inspirantes d'huiles essentielles pour tous les jours et toutes les occasions !

Promenade en forêt, Cocooning, Provence, Happy, Méditation, Énergie positive, Respi, Zen... Autant d'univers aromatiques tout prêts à être diffusés qui sentent bon et font du bien. Pour créer ses ambiances 100 % nature, selon ses envies du moment !

POUR UNE MAISON MOINS POLLUÉE

Nous passons 85 % de notre temps à l'intérieur de nos habitations, bureaux et autres… Et il est aujourd'hui établi que l'atmosphère y est jusqu'à 100 fois plus polluée qu'à l'extérieur (selon l'étude sur la qualité de l'air ambiant, de l'Environmental Protection Agency, 2017).

Pourtant, on peut agir ! À nous de nous soucier de l'air que nous respirons chez nous, car nous pouvons faire beaucoup pour préserver sa qualité. Éviter les polluants générés par nos mauvais réflexes ou habitudes, renouveler et purifier l'air de nos pièces… ce n'est pas compliqué, et cela doit faire partie de notre « hygiène domestique » : pour nous, nos enfants, petits-enfants et tous ceux que nous aimons. Allez, on s'y met !

Notre air intérieur : sous quelle surveillance ?

Jusque très récemment (début des années 2000), la qualité de l'air intérieur ne faisait clairement pas partie des priorités sanitaires. Mais cela a changé avec l'Agence européenne pour l'environnement (AEE), les pays européens essaient de lutter contre certaines des sources de pollution intérieure. En France, notamment, la création de l'Observatoire de la qualité de l'air intérieur (OQAI) en 2001 !

Le PNSE 3 (Plan national santé environnement 2015-2019) et la loi « Grenelle 2 » ont rendu obligatoire la surveillance régulière de la qualité de l'air dans certains établissements recevant du public* : ces établissements passent progressivement « sous haute surveillance », avec des évaluations des moyens d'aération et des campagnes de mesures de polluants (formaldéhyde, benzène, CO_2) effectuées par un organisme accrédité ou un plan d'action réalisé à partir d'un bilan des pratiques observées par l'établissement (conformément à un guide de bonnes pratiques, avec des valeurs guides).

Mais chez nous, c'est à nous d'agir ! Qu'est-ce qui nous pollue ?

Selon le ministère français de l'Environnement : « Les sources de pollution de l'air intérieur sont multiples : l'air extérieur, certains matériaux de construction, les appareils à combustion, les équipements, l'ameublement,

* Décrets 2011-1728 et 2012-14. Établissements recevant des enfants de moins de 6 ans et écoles maternelles et élémentaires (au 01/01/2018), centres de loisirs, établissements d'enseignement ou de formation professionnelle du second degré (collèges, lycées, au 01/01/2020).

les produits d'entretien et de bricolage, l'activité humaine (cuisine, etc.), le mode de vie des occupants (tabagisme, aération insuffisante, etc.), les biocontaminants (poussière de maison, allergènes des acariens et du chat), etc. »

➔ *Bon à savoir :* les polluants sont d'autant plus dangereux qu'ils pénètrent profondément dans les bronches. On surveillera notamment tout particulièrement les particules dites « fines » (de taille inférieure ou égale à 2,5 microns, désignées sous le terme PM 2,5 pour « *Particulate Matter* » en anglais) qui proviennent essentiellement en extérieur du trafic routier et des émanations industrielles et, en intérieur, de la fumée de cigarette, des émanations de cuisson, de la combustion d'encens ou de bougies, des feux de cheminée, des aérosols (produits d'entretien, désodorisants, déodorants...) et de l'activité humaine.

De trop nombreux polluants dans notre intérieur

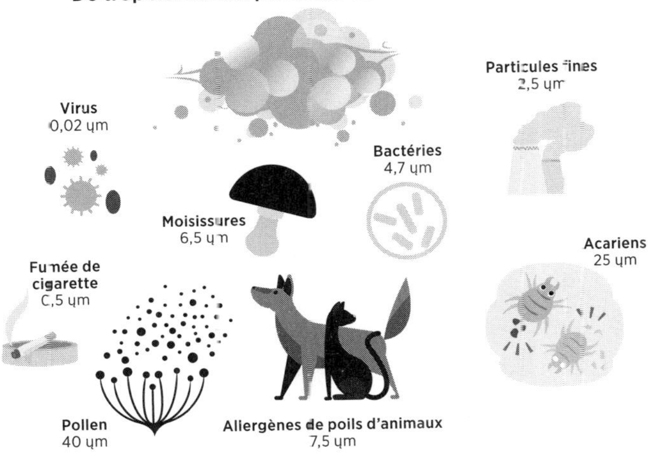

Je fais mon mini-bilan personnalisé

On peut faire simplement une analyse personnalisée et bénéficier de conseils pratiques pour améliorer les choses. Avec, par exemple, le quiz malin « Un bon air chez moi »*, lancé en septembre 2016 par le ministère français de l'Environnement, qui permet à chacun de faire un premier bilan de la qualité de l'air de son habitation (grâce à une série de questions : aération, humidité, chauffage, ménage, ambiance, bricolage, animaux, plantes, etc.).

Ces faux amis à éviter

Pour chasser les mauvaises odeurs et parfumer la maison de façon « cosy », on pense souvent avoir un bon réflexe en allumant encens ou bougies, ou en utilisant des désodorisants d'intérieur. Hélas, beaucoup de ces produits sont polluants, et toxiques pour les voies respiratoires ! À éviter…

* http://www.unbonairchezmoi.developpement-durable.gouv.fr/

Je n'abuse pas des encens

Dans de nombreux pays, les encens, fabriqués à partir de broyats de végétaux, font partie de rituels de recueillement ou même de purification... mais ils sont en général utilisés à l'extérieur ou dans de grands temples ouverts à tous vents ! En France, 21 % des personnes en utilisent, mais à l'intérieur ! Pourtant, même si leur utilisation est très agréable, elle doit être faite avec modération ! Ces petits bâtonnets, quand ils se consument, peuvent dégager du benzène et du formaldéhyde (deux substances classées par l'Union européenne. comme potentiellement cancérigènes).* De plus, on note parfois des effets aigus de ces polluants comme des céphalées, vertiges, insomnies, nausées (pour le benzène) et des irritations des yeux, du nez et de la gorge, des larmoiements et une sécheresse buccale (pour le formaldéhyde).

Quand l'encens est chimique (avec présence de parfums synthétiques et de solvants), s'y ajoutent des hydrocarbures aromatiques polycycliques, cancérigènes également : ces produits sont donc à éviter et mieux vaut choisir des encens naturels.

* Source : Ineris – Institut national de l'environnement industriel et des risques. www.ineris.fr/fr/exposition-aux-polluants-emis-par-les-bougies-et-les-encens-dans-les-environnements-interieurs

Conseils

Le ministère français de la Santé recommande des bonnes pratiques d'utilisation, qui permettent un usage sans danger pour la santé respiratoire :

- éviter l'inhalation directe de fumée ;
- aérer la pièce après l'utilisation, pendant au moins 10 minutes, par une ouverture sur l'extérieur, hiver comme été ;
- privilégier un usage modéré, en particulier en présence de personnes dont le système respiratoire est plus sensible (jeunes enfants, personnes asthmatiques, personnes âgées, etc.) ;
- limiter la fréquence d'utilisation ;
- éviter de brûler plusieurs encens simultanément ;
- privilégier les encens présentant le moins de matière. Par exemple, pour un même encens, brûler un bâtonnet fin est préférable à brûler un cône ou de gros morceaux de résine ;
- si l'effet attendu est atteint, éteindre l'encens, sans attendre que sa combustion soit complète.

Je surveille les bougies parfumées

Beaucoup de bougies parfumées sont tout, sauf naturelles : en version bas de gamme notamment, elles associent une cire de piètre qualité (pas vraiment de la cire, d'ailleurs, mais en réalité de la paraffine, fabriquée à partir de dérivés du pétrole), des colorants et des senteurs artificielles et chimiques. Mieux vaut toujours choisir des bougies de bonne qualité, fabriquées à base de cire d'abeille ou de cire végétale (soja, palme), avec une mèche naturelle en coton. On évite ainsi un grand nombre de toxiques et, souvent, cette fumée noire inquiétante. Là encore, la modération s'impose, comme pour l'utilisation des encens. Les bonnes pratiques ? Comme dans le paragraphe précédent, une utilisation sans abus, et en aérant bien les pièces.

Stop aux faux pots-pourris du commerce

Certains pots-pourris du commerce sont fabriqués à partir de plastique et de senteurs chimiques synthétiques particulièrement redoutables (et sans grand intérêt olfactif !). Évitez-les, ils n'ont rien de bénéfique et, au contraire, vous rajoutez chez vous une source de pollution superflue. Préférez fabriquer vous-même des versions bien plus agréables et surtout, 100 % saines : branches de sapin ou de romarin, pétales de fleurs ou petites fleurs séchées (lavande, roses), bâtons de cannelle ou de vanille, étoiles de badiane, écorces d'agrumes, clous de girofle : faites de jolis « bric-à-brac » que vous déposerez dans une coupelle, et qui seront parfumés sans aucun ajout de chimie ! Pour « booster » les senteurs ou « réactiver » votre pot-pourri, ajoutez des coquillages, petits morceaux de bois ou de terre cuite, galets ramassés en bord de mer, sur lesquels vous verserez régulièrement quelques gouttes d'une huile essentielle ou essence parfumée (lavande vraie, rose de Damas, mandarine, orange douce, cèdre de l'Atlas, sapin de Sibérie... à vous de choisir selon vos humeurs et la nature des pièces).

Une jolie idée 100 % naturelle pour les pièces à vivre, mais aussi les placards et tiroirs, les toilettes... et pour faire de petits cadeaux parfumés à ceux que vous aimez !

Halte aux désodorisants

« Capteurs d'odeurs » et autres aérosols « parfumants » sont bien pires que les mauvaises odeurs. Sous leur fausse senteur de « propre », ils camouflent sans nettoyer, et sont remplis de produits chimiques : benzène, naphtalène, acroléine, xylène... On trouve quasiment une centaine de substances chimiques dans certains désodorisants selon l'Environmental Working Group, une ONG américaine experte en produits toxiques. On peut parfaitement les éviter en utilisant plutôt des huiles essentielles, naturelles, pour parfumer les petites pièces et leur redonner une bonne odeur de frais (y compris les toilettes, voir recettes p. 108).

Stop à l'accumulation

À trop posséder, acheter, stocker, on est vite submergé. Désordre et poussière règnent dans la maison, on manque d'air au sens propre comme au sens figuré. Ces dernières années, une forte tendance au dépouillement a vu le jour, et on a vu apparaître des « coachs du vide », spécialisés dans le tri efficace pour libérer sa maison... et son esprit ! Car « qui range sa maison range sa tête », disaient les grand-mères, et elles avaient raison : effectivement, au lieu de se perdre dans sa pagaille, on retrouve ses bases, et on s'aperçoit que notre mental en est, comme notre espace, véritablement allégé, aéré, plus clair. Difficile parfois, mais bénéfique, car épurer, savoir se débarrasser du superflu, permet non seulement de s'alléger, mais aussi, du coup, de se recentrer sur ce qui est vraiment important. Comme un éloge à une certaine frugalité et simplicité de vie, où l'on réalise que les possessions et achats ne font, clairement, pas le bonheur, et qu'on se passe très bien d'un nombre incalculable de choses que l'on croyait « indispensables ».

5 conseils pour ranger « efficace »

1. *Choisir LE BON moment* : le grand « ménage de printemps » n'a plus de sens aujourd'hui. Ranger doit se faire quand vous en avez besoin et que votre seuil de tolérance est atteint, n'importe quand dans l'année... et généralement, plusieurs fois en 12 mois !
2. *Prendre le temps :* rien ne se fait en une heure. Pour un rangement + tri + nettoyage bien fait, il faut compter par journées complètes.
3. *Ne pas s'encombrer d'avis (ou de bras) inutiles :* c'est à vous de décider de ce que vous gardez ou pas, et où vous avez besoin de ranger chaque chose pour être efficace. Les âmes bien intentionnées ne font pas forcément des aides précieuses...
4. *Procéder méthodiquement* (pièce par pièce et meuble par meuble), et accepter que ranger fasse du bazar,

puisqu'il faut d'abord tout sortir ! Procéder par ordre évitera de mettre toute la maison sens dessus dessous, et se sentir découragé dès le début.

5. *Choisir SA méthode :* livres, DVD et tutos proposent tous des quantités incroyables de trucs et astuces. Mais tous ne conviennent pas forcément à chacun... Le rangement n'est pas statique, et l'organisation en est personnelle : adoptez les trucs qui vous semblent bénéfiques pour vous, et oubliez les autres.

Pour aller plus loin : le Vastu shastra, « l'ancêtre » du feng-shui

Issu de l'ayurvéda (médecine indienne), le Vastu shastra (« science de la maison, ou du lieu ») vise à rééquilibrer sa maison... et ceux qui y vivent. « Votre maison, c'est vous » explique Jean-Pierre Riboulet, formé à cette discipline. Le prâna (énergie) doit circuler dans une habitation, et cela ne dépend pas seulement des meubles (bien que ceux-ci aient leur importance), mais aussi du bâtiment proprement dit. Son orientation, sa forme, ses pentes, ses proportions, ses entrées, ses écoulements, la situation des différentes pièces : tout cela influe, au niveau géobiologique mais aussi électromagnétique, vibratoire et, finalement, énergétique. Ainsi, une maison perturbée réduira l'énergie de ses habitants alors que, bien équilibrée, elle sera bénéfique à ceux qui l'occupent ou la visitent : le Vastu shastra vise ainsi à créer un flux harmonieux d'énergie, en accord avec celui de l'Univers, pour une véritable harmonie et une meilleure santé. Certes, on n'a pas toujours la chance d'habiter une maison parfaitement orientée (et on ne se sent pas forcément mal pour autant !), mais on peut parfois faire quelques petits aménagements qui apportent du mieux. À découvrir !

Ces vrais ennemis à oublier

Si les camoufleurs d'odeurs sont de vrais pièges qui peuvent duper le nez, certains polluants de notre air intérieur, eux, sont clairement nocifs... et leurs effets sont établis. On les fuit comme la peste !

Tabac : l'ennemi public à écraser

Organisation mondiale de la santé (OMS), Ligue contre le cancer et Fédération Française de cardiologie ne cessent de le répéter : la cigarette est un poison qui réduit l'espérance de vie et expose à des pathologies mortelles.

Gaz carbonique, monoxyde de carbone, formaldéhyde, COV, goudrons, métaux... la fumée de cigarette regorge de plus de 4 000 substances nocives ! Autant de bonnes raisons d'arrêter...

Mais il faut savoir que le tabagisme passif fait également courir des risques à ceux qui vivent dans un environnement ainsi pollué. Il apparaît en effet de plus en plus certain que le tabagisme passif de la femme enceinte favorise l'expression de l'asthme chez l'enfant à naître. Plus encore, ce risque se retrouve non seulement chez l'enfant mais aussi chez les petits-enfants ! L'explication la plus plausible serait une modification de l'expression des gènes du fœtus favorisant l'expression de l'asthme et/ou de l'allergie, cette modification pouvant être (ce qui est très important) transmissible : c'est ce que l'on appelle l'épigénétique. Donc, si vous ou l'un de vos proches, ne souhaitent pas arrêter de fumer, il faut absolument fumer en extérieur et pas dans la maison, de façon encore plus impérative, si c'est possible, en présence d'enfants ou d'une femme enceinte.

Pollens : sensible, on les évite !

La rhinite allergique est de plus en plus répandue : deux fois plus de personnes sont aujourd'hui touchées qu'il y a une dizaine d'années ! Pour les centaines de millions de personnes dans le monde concernées (enfants et adolescents compris), le printemps vire parfois au cauchemar : éternuements en rafale, nez bouché et qui coule en permanence, yeux rouges, qui pleurent et/ou grattent, maux de tête... Au quotidien, cela se traduit par de la fatigue accrue, un sommeil perturbé (fréquents réveils nocturnes), une irritabilité, des difficultés de concentration à l'école ou au travail... Période critique : de mars à septembre, en fonction des pollens (graminées, ambroisies, cyprès, bouleaux...) et des conditions météorologiques qui peuvent favoriser (vent) ou à l'inverse réduire (pluie) la dispersion des pollens responsables.

LE TOP DES POLLENS ALLERGISANTS

Graminées
Ambroisies
Cyprès
Bouleaux

6 bons gestes pour limiter les pollens

1. Surveillez le calendrier pollinique grâce au Réseau National de surveillance aérobiologique (www.pollens.fr).

EN VOYAGE ? QUELQUES ADRESSES UTILES PARTOUT DANS LE MONDE

- *Royaume-Uni :* https://www.metoffice.gov.uk/ du « Met Office », un bulletin très clair est disponible.
- *Grand-Duché de Luxembourg :* station d'aérobiologie du ministère de la Santé http://www.pollen.lu/.
- *Belgique :* le réseau belge de surveillance des pollens et des spores fongiques est coordonné par l'équipe « Mycologie et Aérobiologie » de « Sciensano » (le nouveau centre fédéral de recherche qui a vu le jour en avril 2018). En fournissant quotidiennement ces

→

informations fiables sur la présence des allergènes dans l'air, ce réseau aide les médecins généralistes, les spécialistes et la population à prévenir et traiter les allergies en indiquant les périodes et régions à hauts risques. Ce réseau renvoie le public vers les informations données sur www.airallergy.be

- *Italie :* Rete Italiana di Monitoraggio Aerobiologico http://www.pollnet.it
- *Espagne :* le site de « Red Española de Aerobiologia » fournit une carte utile https://www.uco.es/rea/pol_abierto.html
- *États-Unis :* le site de « American Academy of Allergy, Asthma & Immunology » fournit des informations pour les États-Unis, mais aussi pour quelques lieux en-dehors de son territoire : https://www.aaaai.org/

2. Fermez les fenêtres le soir (quand les pollens « retombent »).
3. Aérez soigneusement la literie, secouez-la par la fenêtre.
4. Secouez les vêtements à l'extérieur, ne les laissez pas près de votre lit et lavez os cheveux tous les jours surtout avant de dormir... sinon vous allez les respirer toute la nuit.
5. Lavez votre nez au moins deux fois par jour avec une solution isotonique.
6. Et, bien sûr, utilisez les huiles essentielles pour soigner votre rhinite allergique (par exemple celle de pin sylvestre, ou de menthe poivrée, ou d'arbre à thé, voir

nos recettes p. 119 et 120), ou, très pratique et prêt à l'emploi, le Spray nasal hypertonique Respiratoire Puressentiel®, à l'action décongestionnante immédiate. Sa formule associe de l'eau de mer hypertonique à de l'eau florale de romarin bio et à des huiles essentielles de ravintsara, géranium, eucalyptus radié et niaouli, pour une action douce, et non irritante.

Moustiques, on oublie le tout chimique !

Ah les sales bêtes ! Les moustiques sont un de nos (rares) cauchemars estivaux : sur la terrasse pendant un dîner entre amis, pendant les nuits chaudes, en vacances sous la tente... ils sont partout ! Et on a une seule idée en tête : les éloigner pour de bon de chez nous, de notre peau fragile ou celle de nos enfants ! Malheureusement, encore aujourd'hui, le marché des insectifuges est monopolisé par les produits chimiques : 80 % du marché ! La plupart des répulsifs contiennent des substances très chimiques (DEET, IR35/35, Icaridine ou KBR3023) qui n'ont rien d'anodin (irritations, neurotoxicité...). En outre, ils ne sont sans doute pas si efficaces qu'on le pensait et l'espérait ! En effet, des chercheurs anglais* ont démontré que si *Aedes eagypti*, moustique très répandu, est repoussé lors de son premier contact avec un répulsif à base de DEET, trois petites heures plus tard seulement, il ne semble absolument plus gêné par celui-ci. Selon les chercheurs, cette « indifférence » brutale pourrait

* Étude anglaise publiée dans la revue *Plos One* (février 2013).

peut-être s'expliquer par une diminution de la sensibilité des récepteurs olfactifs situés sur ses antennes : comme si le moustique s'habituait à l'odeur, rendant ainsi l'insecticide complètement inefficace.

Une découverte qui pose, une fois de plus, les limites des insecticides chimiques. La parade ? Jouer, une fois encore, la carte de l'efficacité naturelle avec les huiles essentielles de citronnelle de Java, de géranium et d'eucalyptus citronné (voir recettes p. 13 et 104).

Il existe, en pharmacie, des sprays 100 % naturels tout prêts avec un extrait d'eucalyptus citronné et d'huiles essentielles aussi voire plus efficaces que le tout chimique synthétique, ce serait vraiment dommage de s'asperger de DEET et compagnie !

Acariens : une vraie chasse quotidienne

Invisibles à l'œil nu, ces toutes petites bêtes de la famille des araignées se nourrissent de nos desquamations (cellules de peau morte, restes d'ongles ou de cheveux...) et vivent dans nos matelas (réservoir numéro un) mais aussi sommiers, moquettes, canapés, vêtements, peluches, moquettes, tapis, rideaux, etc. Si l'un des membres de la famille est sensible à ces bestioles microscopiques (ou plus précisément à leurs cadavres et leurs déjections), il peut déclencher des crises d'asthme, mais aussi des rhinites, des conjonctivites ou de l'eczéma. On estime que 40 à 50 % de toutes les allergies sont causées (complètement ou partiellement) par les acariens, et que l'on peut facilement partager son lit avec 2 millions d'entre eux ! Ce dont ils raffolent ? L'humidité (plus de 50 %) et la chaleur (25 °C) ! En revanche, ils se dessèchent et meurent quand l'humidité descend sous 45 % et que la température « chute » à moins de 20-22 °C. On veillera donc toujours à ne pas surchauffer les pièces (18-19 °C pour une chambre à coucher) et à lutter contre les excès d'humidité, où qu'ils soient. S'en débarrasser reste toutefois malaisé et c'est un travail quotidien. Selon plusieurs études, l'aspiration classique (pour laquelle un filtre HEPA est recommandé) ne suffit pas : on en élimine tout au plus 10 % ! Il faut, en revanche, laver les éléments de literie à 60 °C minimum (tous les six mois pour les couettes, tous les 3 mois pour les oreillers), ou les faire nettoyer à sec (pour la plume par exemple), et utiliser des housses antiacariens. On veillera, surtout, à aérer un maximum les pièces et la literie, que l'on peut sortir sur le rebord de la fenêtre, bien battre et laisser au soleil (comme nos grands-mères !). Enfin, on fait la chasse à la poussière car 1 gramme de celle-ci peut contenir 10 000 acariens ! Halte aux « nids à poussière » qui s'accumulent, on lutte, et pour parfaire sa traque, on mise sur les huiles essentielles aux vertus antiacariens comme celles de lavande vraie, de fenouil, d'eucalyptus radié ou de romarin, ou sur le Spray Puressentiel® Assainissant aux 41 huiles essentielles (voir p. 85).

Blattes : peu appétissantes... et allergisantes

Peu avenantes, les blattes sont fréquentes, surtout dans les immeubles collectifs, et particulièrement coriaces : omnivores (débris alimentaires mais aussi cuir, tissu, insectes, excrétions, cheveux, etc.), elles peuvent survivre plusieurs jours sans manger et savent se cacher dans les endroits les moins accessibles du moment qu'ils sont chauds, sombres et humides. Le souci ? Elles véhiculent des germes pathogènes, peuvent souiller les aliments mais surtout, leur carapace et leurs défécations sont porteuses d'allergènes qui peuvent déclencher une rhinite allergique ou de l'asthme chez les individus sensibles. Comment lutter ? Uniquement en étant particulièrement vigilant avec les pièces d'eau et la cuisine, pour ne pas laisser traîner de nourriture attractive. On veillera à bien nettoyer dans les coins (aspirateur + lavage) pour éviter qu'elles ne pullulent. En cas de forte infestation, mieux vaut prendre contact avec un professionnel.

Animaux : halte aux poils !

On les aime, on les adore, mais... chats et chiens peuvent eux aussi provoquer des allergies, notamment à cause de leurs poils mais aussi de leur salive qui contiennent des allergènes : ils sont d'ailleurs la troisième source d'allergies après les acariens et les pollens. Comment limiter les risques sans se séparer de son animal chéri ? D'une part, en le brossant le plus souvent possible en extérieur (on peut le faire chaque jour !), et bien sûr en aspirant très fréquemment les poils tombés un peu partout, même invisibles. D'autre part, on peut interdire certaines pièces (chambres à coucher notamment) aux animaux, même si chacun sait qu'il est difficile d'interdire quoi que ce soit à un chat ! Si celui-ci pénètre tout de même dans les pièces « sensibles », il faut impérativement aérer soigneusement les tissus ou la literie. Il semble que certains chats soient moins sensibilisants, que les femelles le soient également moins que les mâles et que les animaux stérilisés développent moins d'allergènes. Mais la meilleure solution reste toujours l'aération et le brossage/ménage répété !

Garage ouvert sur la maison : prudence !

Un garage ouvert sur la maison (souvent sur la cuisine ou l'entrée), c'est pratique… mais le risque de pollution est important, surtout si l'on y bricole et que l'on y met le moteur de la voiture en marche car les gaz d'échappement (notamment le benzène, un polluant majeur) se diffusent dans les pièces de vie grâce aux portes et aux divers interstices. Il importe donc de ne jamais démarrer la voiture quand le garage est fermé, garer le véhicule avec le pot d'échappement vers le portail du garage (et d'ouvrir celui-ci avant de démarrer pour limiter la concentration de gaz), toujours fermer la communication entre le garage et les autres pièces… et aérer, ce geste-clé à répéter sans cesse.

Douche : parfois polluante !

Si la douche permet de se nettoyer, on oublie parfois qu'elle peut être source de pollution. Ainsi, certaines installations sanitaires peuvent renfermer des bactéries occasionnant la légionellose (par ingestion des gouttes), une affection pulmonaire liée à la présence d'eaux stagnantes. Pour prévenir, il faut régler sa chaudière au-dessus de 50 °C (cette température suffit pour tuer ces bactéries), faire la chasse au tartre (pommeau de douche, jet et robinets compris, à nettoyer avec du vinaigre blanc au moins tous les six mois), et penser, dès que les points d'eau n'ont pas été utilisés quelques jours (vacances par exemple), à les « purger » en laissant couler l'eau pendant quelques minutes.

Autre pollution possible, celle par le chlore, utilisé comme désinfectant qui, dans l'eau, se transforme en trihalométhanes (THM), dont la forme la plus courante est le chloroforme. Des polluants soupçonnés d'être cancérigènes : l'exposition prolongée pendant 20 ans semble provoquer une légère augmentation des cancers de la vessie. Or, quand on se douche, ils sont parfois présents dans les vapeurs et représentent une source de pollution intérieure, qui peut potentiellement avoir des conséquences sur l'organisme puisqu'une étude a montré que 40 % des polluants de l'eau seraient absorbés (par inhalation mais aussi au travers de la peau) lors de la toilette. D'après les chercheurs, les douches répétées ou de longue durée provoquent une exposition supérieure à celle liée à l'ingestion d'eau.* La solution ? Se laver mais sans excès (pas besoin de 3 douches quotidiennes), couper l'eau pendant que l'on se savonne (on peut choisir un économiseur d'eau et un brise-jet qui représente de surcroît de substantielles économies), fermer la porte de la salle de bains pendant la toilette pour éviter la dissémination des vapeurs, puis bien aérer la pièce (VMC + ouverture de fenêtre).

Enfin, on ne pense pas toujours à une pollution pourtant fréquente : celle de jouets de bain des enfants, qui ont barboté dans l'eau à plusieurs reprises et sont donc... sales ! Une étude américano-suisse récente, menée notamment par des chercheurs de l'Institut de recherche sur l'eau Eawag** a ainsi montré que des canards de bain accumulaient champignons et bactéries (y compris à l'intérieur) parfois pathogènes, comme des légionnelles. Car oui, l'eau du bain est une eau usagée, pleine de saleté, sueur, restes de savons et bactéries du corps humain. Selon les chercheurs, des jouets ainsi « contaminés » pourraient provoquer des irritations des yeux ou des oreilles, ou même des infections gastro-intestinales. La solution ? Nettoyer et désinfecter ces jouets régulièrement, en vérifiant qu'ils ne « relarguent » pas d'eau sale (quand on appuie dessus, notamment).

---

* Source : H.-W Kuo, T.-F Chiang, I.-I Lo, J.-S Lai, C.-C Chan, J.-D Wang, Estimates of cancer risk from chloroform exposure during showering in Taiwan, Science of The Total Environment, Volume 218, Issue 1, 1998, Pages 1-7, ISSN 0048-9697

** Ugly ducklings—the dark side of plastic materials in contact with potable water Lisa Neu, Carola Bänziger, Caitlin R. Proctor, Ya Zhang, Wen-Tso Liu & Frederik.

Bricolage : on reste prudent

Peintures, colles, vernis, solvants, vitrifiants, décapants... tout faire chez soi, c'est bien, mais le risque de pollution est majeur avec tous ces produits chimiques ! Il faut impérativement bricoler dans une pièce dédiée pour l'occasion, portes fermées pour ne pas polluer le reste de l'habitation, et aérer au maximum, pendant et après ! En outre, dans certains cas, mieux vaut porter un masque de protection, et si le produit le stipule, pas question de zapper ! On veillera ensuite à bien refermer tous les contenants pour éviter l'évaporation, et à les ranger dans un endroit (hors de portée) bien aéré jusqu'à la prochaine utilisation. On peut aussi choisir des produits moins polluants.

- *Ecolabel Européen :* il garantit une teneur en solvants limitée, et l'absence de métaux lourds aux peintures, vernis ou lasures.
- *NF environnement :* cette certification est un gage de qualité qui assure une réduction des substances dangereuses, métaux lourds et dioxyde de titane, et une teneur en COV limitée. Pour les peintures, vernis, lasures, enduits, colorants pour peinture.
- *« Pure » et « Ecocert Peintures » :* ces labels sont réservés aux peintures et revêtements écologiques d'origine 100 % naturelle, assurent également moins de COV, de substances dangereuses pour la santé humaine et de dioxyde de titane (colles, enduits).

➔ *Bon à savoir :* cette étiquette, apposée sur certains produits de construction et de bricolage, mais également sur des meubles (depuis le 01/01/2012), informe sur la teneur en COV. L'échelle utilisée va de « A+ » (l'émission est très faible) à « C+ » (elle est très forte) ce qui permet de se repérer aisément et de faire les bons choix.

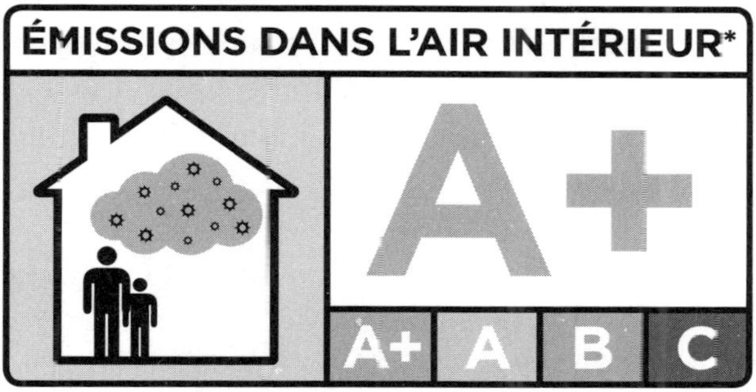

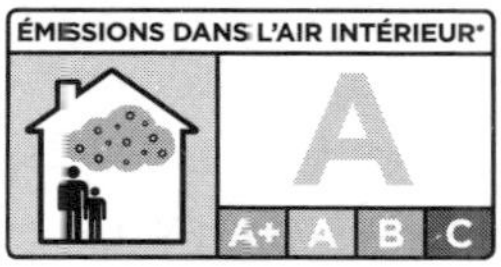

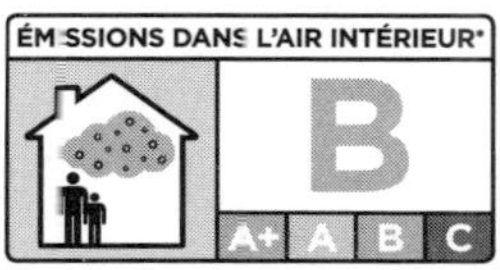

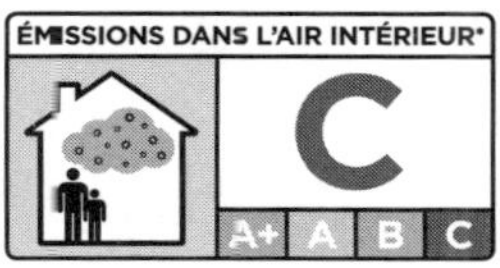

Meubles neufs & déco : une source majeure de pollution

En janvier 2017, l'ANSES (Agence nationale de sécurité sanitaire de l'alimentation, de l'environnement et du travail) a publié la liste de 31 substances chimiques dangereuses (volatiles ou semi-volatiles) pour la santé et pourtant retrouvées dans du mobilier vendu en France*. Phtalates, formaldéhyde, dichloromethane, benzène, styrène… Le rapport de l'ANSES a estimé qu'un étiquetage obligatoire était nécessaire pour ces substances prioritaires, d'ici 2020. Sachant toutefois qu'en ameublement, le nombre de substances potentiellement émises est de… plus de 600 !

En pratique ? Difficile de savoir si l'on fait le bon choix, car tout n'est pas question que de matériaux : même si votre meuble n'est pas en aggloméré (celui-ci étant le top de la chimie !), les matériaux qui le composent peuvent avoir été teints, vernis, collés, décorés, protégés du feu… avec des substances, elles aussi toxiques. La règle d'or est de toujours aérer au maximum quand on achète des meubles neufs, car certains produits peuvent se diffuser pendant plusieurs jours, voire plusieurs semaines ! On veille donc à une ventilation maximale.

* Le rapport peut être consulté sur : https://www.anses.fr/fr/system/files/AIR2013sa0040Ra.pdf

Stop aux odeurs de pressing

Le nettoyage à sec utilise du perchloréthylène, un solvant chimique (toujours employé dans 9 pressings sur 10 en France, et interdit par exemple dans les nouvelles installations au Danemark et aux États-Unis) irritant pour les voies respiratoires, neurotoxique, et classé comme « cancérigène potentiel » par le CIRC (Centre international de recherche sur le cancer). Son odeur âcre (un peu comme l'éther) est fort heureusement, tout comme lui, volatile : il faut donc rapidement retirer les vêtements des housses dans lesquelles ils sont enfermés après nettoyage, et les aérer soigneusement, en laissant la fenêtre ouverte (les laisser serrés dans un placard fermé ne présente pas vraiment d'intérêt). On trouve maintenant des pressings « écologiques » qui n'utilisent plus de perchloréthylène mais d'autres substances (comme le silicone 5D) : moins polluants, pas encore 100 % verts, mais préférables !

Feux de cheminée et poêles à bois : je joue la prudence

Dans le monde, environ 3 milliards de personnes cuisinent et se chauffent à l'aide de foyers ouverts ou de simples poêles, utilisant du kérosène ou de la biomasse (bois, déjections animales, résidus agricoles) et du charbon. Il s'agit pour la plupart de personnes pauvres, issues de pays à revenus faibles ou intermédiaires. Chaque année, 3,8 millions de personnes meurent prématurément de maladies imputables à la pollution de l'air intérieur, provoquées par une mauvaise utilisation de combustibles solides et de pétrole pour cuisiner*.

La France reste l'un des pays qui se chauffent le plus au bois ! Il s'agit essentiellement de chauffage domestique, et les Français peuvent bénéficier d'un crédit d'impôts « développement durable » quand ils équipent leur logement d'un poêle ou insert à bois ou à granulés de bois. Toutefois, ces appareils doivent se conformer à certaines règles, tant sur le plan du rendement énergétique et de performance environnementale que sur celui des émissions de monoxyde de carbone et de particules, afin de pouvoir être éligibles à ce crédit d'impôts.

Une notion essentielle car si le bois est une énergie renouvelable, ce mode de chauffage, quand il n'est pas moderne (cheminées à l'ancienne, sans inserts) n'est pas forcément économique mais surtout, il pollue fortement l'atmosphère car la combustion du bois est l'un des premiers facteurs d'émission de particules fines. Selon Airparif, presque un quart (23 % exactement) des émissions de particules fines PM10 seraient provoquées par la combustion du bois de chauffage... dont plus de

* http://www.euro.who.int/fr/publications/abstracts/residential-heating-with-wood-and-coal-health-impacts-and-policy-options-in-europe-and-north-america
http://www.who.int/mediacentre/news/releases/2014/indoor-air-pollution/fr/
http://www.who.int/fr/news-room/fact-sheets/detail/household-air-pollution-and-health]

la moitié par les cheminées à foyers ouverts, les plus polluantes de toutes.

En outre, de plus en plus de ménages utilisent ce mode de chauffage : de 5,9 millions en 1999 à 7,4 millions en 2013, une augmentation qui s'explique par la hausse des prix de l'énergie ! Le chauffage au bois est la seule source de chauffage pour un quart des ménages et la principale pour 50 % d'entre eux.

Que faire à son niveau ?

- *Limiter les feux de cheminée* et bien aérer quand on dispose d'une cheminée à foyer ouvert…
- *Si l'on souhaite racheter un appareil,* choisir un modèle haute performance et rendement, qui permet dans certains pays (Suisse, France…) de bénéficier de réductions fiscales. Il sera en outre plus efficace, plus rentable, moins polluant ! Tout bénéfice…

Cheminée à l'éthanol : je choisis bien pour ne pas (me) polluer

Pratiques, esthétiques, modernes, les cheminées au (bio)éthanol sont le nouvel accessoire « tendance » de la maison, et une alternative intéressante pour tous ceux, nombreux, qui ne peuvent pas avoir de cheminée traditionnelle et aiment profiter du plaisir des flammes dansant devant eux les soirs d'hiver. Elles dispensent aussi de la corvée de bois, de ramonage, de nettoyage…

mais pas forcément de la fumée, et c'est pour cette raison qu'il ne faut pas acheter n'importe quelle cheminée ! En effet, l'éthanol (fabriqué à partir de betteraves ou de céréales distillées), produit théoriquement, par combustion, exclusivement de l'eau et du dioxyde de carbone (CO_2), sans fumée ni suie. Toutefois, dans la réalité de la pratique, certaines conditions d'utilisation, ainsi que la qualité du combustible (souvent dénaturé avec ajout de méthanol ou acétone), les conditions de combustion (notamment une circulation insuffisante d'air frais) et les gaz présents dans l'air entraînent très fréquemment une combustion partielle et des émanations de monoxyde de carbone (CO), d'oxyde d'azote (NOx) et de composés organiques volatils comme le formaldéhyde ou l'acroléine (deux substances irritantes). En prime, si la combustion est incomplète, on observe un dégagement de noir de carbone toxique. Et comme il n'y a pas de conduit (c'est le principe de ce genre de cheminées d'appoint et décoratives), ces gaz sont directement diffusés dans la pièce.

Comment réduire les risques ?

- *Né en Allemagne à la fin des années 1990, le concept des cheminées au bioéthanol* a conquis l'Amérique du Nord, l'Australie et l'Europe. C'est en France qu'il rencontre le plus grand succès, où la norme de sécurité allemande « TÜV », mais surtout la norme de sécurité française « AFNOR NF D35-386 », établie en 2009, sont les plus conseillées.
- *Choisir un (bio)éthanol titré à 96°,* de qualité supérieure, dit surfin pour limiter les impuretés.

- *Toujours l'utiliser dans un lieu bien aéré.* Quand le feu est éteint, bien aérer la pièce pour supprimer les émanations toxiques.
- *Ne pas utiliser pendant une trop longue durée.* D'autant que cela reste un chauffage d'appoint qui n'est absolument pas considéré comme économique.
- *Il est aussi recommandé de l'éviter* dans les maisons trop humides, car la combustion de l'éthanol dégage aussi de l'eau.
- *Par précaution,* il vaut mieux installer un détecteur de monoxyde de carbone (CO).

Humidité : point trop n'en faut !

Un air trop sec dessèche peau et muqueuses (et fragilise, notamment, les muqueuses respiratoires qui deviennent alors plus sensibles aux microbes hivernaux). Mais à l'inverse, un air trop humide favorise la prolifération des moisissures, champignons et l'apparition de salpêtre, qui sont responsables d'allergies respiratoires, asthme, irritations des yeux, du nez ou de la gorge, toux, essoufflement... En outre, cela favorise également le développement des acariens qui adorent l'humidité associée à la chaleur !

Or, un logement sur quatre en France comme en Belgique est concerné par des soucis d'humidité : mauvaise ventilation, mauvaise isolation (notamment dans les salles de bains et cuisines, et surtout si elles ne sont pas équipées de fenêtres), infiltrations d'eau, remontées capillaires, etc.

Idéalement, le taux d'humidité des pièces doit se situer entre 40 et 60 %, et on peut le mesurer simplement avec un thermomètre-hydromètre.

Comment humidifier une pièce dont l'air est trop sec ?

La technique « à l'ancienne » utilise une Cocotte-Minute dont on fait monter l'eau sous pression avant de l'ouvrir dans la pièce pour libérer la vapeur d'eau : cela fonctionne mais n'est pas franchement pratique, il faut le reconnaître (et c'est bruyant). Quant à la coupelle d'eau posée sur le radiateur, c'est une méthode à éviter, car l'eau croupit et peut favoriser le développement de champignons. Un humidificateur en terre cuite, posé entre les rails du radiateur ne suffit pas toujours (et il faut penser à le remplir très régulièrement). La méthode la plus simple et pratique est tout simplement de verser de l'eau dans un humidificateur électrique. Cela ne coûte pas très cher, ne consomme quasiment pas, dure longtemps, et suffit pour des pièces de taille standard (la chambre des enfants, par exemple). On peut même y ajouter quelques gouttes d'huile essentielle (de lavande vraie par exemple dans les chambres, ou de pin sylvestre, en période hivernale, selon l'âge des enfants) pour parfumer tout en légèreté.

Comment assécher une pièce trop humide ?

- *Ne jamais boucher les ventilations du logement,* les nettoyer régulièrement pour qu'elles restent efficaces. Si on possède une VMC, la faire contrôler régulièrement (tous les 4 ou 5 ans, par le plombier ou l'électricien).
- *Aérer la salle de bains après la toilette,* et si on possède un sèche-linge, bien positionner le tuyau d'évacuation à l'extérieur.

Salle de bains : gare aux moisissures

Quand on prend une douche, comme quand on fait sécher du linge, la vapeur d'eau fait grimper rapidement le taux d'humidité de la pièce. Ce qu'il faut éviter ? De la condensation sur les murs, souvent due aux fait que ceux-ci sont trop froids (parce que l'on coupe complètement le chauffage de la salle de bains dans la journée par exemple) : elle se transforme rapidement en moisissures allergisantes et toxiques pour la santé. Il ne s'agit pas de surchauffer, mais de chauffer régulièrement. Dans la salle de bains, on pensera donc à aérer chaque jour (surtout après les douches), et à bien entretenir la VMC, surtout si la pièce est aveugle, ce qui constitue un vrai risque. Quant au linge, mieux vaut le mettre à sécher dans une grande pièce aérée plutôt qu'une petite salle de bains, ou dans un sèche-linge (avec une évacuation vers l'extérieur).

Plantes dépolluantes : plus décoratives qu'efficaces…

L'intérêt pour certaines plantes dont les feuilles absorbent les toxiques présents dans l'air (les micro-organismes vivant dans les racines les transformant ensuite en produits organiques destinés à nourrir la plante) remonte aux années 1980, quand la Nasa effectua des tests plutôt encourageants, montrant l'efficacité de certaines plantes contre les polluants les plus courants de l'air intérieur, comme le monoxyde de carbone, le toluène, le benzène et le formaldéhyde. Le but était de savoir comment « dépolluer » naturellement l'air confiné des stations spatiales. Devant ces résultats prometteurs, un programme de recherche plus avancé, Phytair, fut ensuite lancé en France, notamment avec l'Ademe (Agence de l'environnement et de la maîtrise de l'énergie). Et surtout, les jardineries se précipitèrent pour proposer une quarantaine de plantes ainsi étiquetées « antipollution ». Hélas ! PHYTAIR, qui a testé 3 plantes, n'a pas montré, en conditions proches du réel (4 jardinières dans une pièce), de franche efficacité des plantes sur les polluants étudiés. Si l'effet n'est pas nul, le renouvellement de l'air semble bien plus efficace, selon l'Ademe, qui a conclu en 2011 que le terme de « plantes dépolluantes » n'est pas scientifiquement validé*.

---

* Pour plus d'infos : www.plantairpur.fr et www.ademe.fr/plantes-epuration-lair-interieur

Toutefois, rien ne vous empêche de mettre de la verdure dans vos pièces, mais ne comptez pas sur elles pour faire tout le travail et donc, aérez quand même.

La bonne idée à suivre ? Le test parisien d'une colonne Morris « dépolluante », qui n'utilise pas les plantes mais des microalgues qui vont capter le dioxyde de carbone (CO_2) et le dioxyde d'azote. Le « bioréacteur » installé place d'Alésia (un quartier de forte circulation) met à l'essai l'utilisation de microalgues pour réduire la pollution. Leur atout ? Elles croissent beaucoup plus vite que les plantes terrestres et sont faciles à trouver et « cultiver ». Une innovation à suivre, tout comme celle qui vise à remplacer le bitume traditionnel des routes par sa version végétale (riche également en micro-algues). Bientôt, aurons-nous une ville vraiment plus verte ?

- *Le Chlorophytum (dite « plante araignée ») :* contre le formaldéhyde, le toluène et le monoxyde de carbone (appareils ménagers et de chauffage, cigarette).
- *L'anthurium andreanum :* contre l'ammoniac (issu des produits d'entretien).
- *Le Nephrolepis exaltata « Bostoniensis » :* contre le formaldéhyde.
- *Le Spathiphyllum (dite « fleur de lune ») :* contre le benzène, le trichloréthylène, le formaldéhyde et l'ammoniac.
- *Et aussi :* ficus, palmiers, philodendrons, azalées, caoutchoucs, aloès, lierre anglais et gerberas.

COV : savoir faire la différence

COV (composés organiques volatils) est un terme générique : il existe des COV d'origine naturelle présents dans le monde végétal (dont les principales sources sont les plantes et forêts et auxquels ils donnent notamment leurs « parfums ») ; et ceux d'origine industrielle, issus des hydrocarbures (revêtements, matériaux de construction, carburants...), qui participent pleinement à la pollution.

Les premiers sont utiles à l'écosystème et ont des effets bénéfiques, dont l'amélioration des conditions de pluviosité par les plantes elles-mêmes, et des propriétés bénéfiques intéressantes, comme certains terpènes, substances volatiles bioactives contenues dans les huiles essentielles. Ils sont connus pour leurs vertus thérapeutiques et ont en général une bonne tolérance validée par de nombreuses publications consacrées à leurs diverses propriétés pharmacologiques (anti-inflammatoires, décongestionnantes, antiseptiques, antivirales, antifongiques, antiparasitaires, etc.).

Ce sont ces COV naturels bénéfiques que l'on retrouve dans les huiles essentielles, à ne pas confondre avec les COV toxiques d'origine industrielle !

POUR EN SAVOIR PLUS

« Huiles essentielles et composés organiques volatils, rôles et intérêts. » Publication dans la Revue Phytothérapie février 2016 de Soualeh *et al.*, à consulter sur : https://link.springer.com/article/10.1007 %2Fs10298-016-1024-9.

« Leur utilisation dans des espaces clos et domestiques, surtout à dose mesurée, serait d'un grand intérêt en particulier par leurs effets antimicrobiens (bactéricides et fongicides), virucides, et acaricides pour certaines. »

Toilettes : pièce à haut risque !

Dans cette mini-pièce, souvent sans fenêtre, le risque est maximal quand on utilise des désodorisants parfumés (dont les microgouttelettes irritantes pénètrent profondément dans les bronches), des blocs pour la cuvette des WC parfumés aux couleurs surnaturelles et senteurs artificiellement chimiques (qui contiennent du paradichlorobenzène, un perturbateur endocrinien – interdit dans les boules antimites mais autorisé dans cet usage – et parfois de l'acide chlorhydrique corrosif), ainsi que des produits d'entretien agressifs sous prétexte d'être antibactériens. Tout pour irriter les voies respiratoires et les yeux ! On évite l'accumulation de substances toxiques et on remplace par les huiles essentielles, fraîches et naturelles.

MON MÉNAGE ULTRA-SAIN

User (et souvent abuser !), de produits chimiques pour nettoyer sa maison est une vraie source de pollution, pour la santé mais aussi pour l'environnement. En effet, ils dégradent non seulement l'air intérieur (avec des effets sur, notamment, la sphère ORL), mais aussi tout le milieu naturel, avec un véritable impact écologique puisqu'on les retrouve dans les eaux usées, et que certaines de celles-ci, ne pouvant être dépolluées, sont ensuite rejetées dans les milieux aquatiques, avec des conséquences désastreuses sur la flore et la faune.

Alors oui à une maison propre, et qui sent bon... mais pas à n'importe quel prix !

Pourtant, quand on se promène dans le rayon ménager d'une grande surface commerciale, on ne sait plus où donner de la tête tellement les produits sont nombreux : de plus en plus spécialisés, sous différentes textures, suractivés... ils sont, surtout, 100 % chimiques et potentiellement nocifs. Et si on arrêtait la chimie, et qu'on réapprenait plutôt les gestes de base, les recettes naturelles et les astuces saines de grands-mères qui reviennent fortement à la mode ?

Les premiers bons gestes

Cumul de produits ménagers : attention danger !

Non seulement les produits ménagers n'ont, pour la plupart, rien de naturel mais, en plus, certains mélanges sont particulièrement dangereux : ainsi, ne versez jamais de Javel dans une cuvette de toilettes dans laquelle vous avez mis, par exemple, un détartrant (type ammoniaque) : ce mélange dégage des gaz toxiques irritants, provoquant une gêne respiratoire, des picotements des yeux...

Aération, LE geste qui sauve

D'après le ministère français de la Santé : « On peut observer, pour certains polluants, une concentration jusqu'à 15 fois plus importante à l'intérieur qu'à l'extérieur », une tendance que l'on retrouve au niveau mondial selon L'OMS. Particulièrement l'hiver, lorsque l'on ouvre moins les fenêtres.

Aérez donc votre logement au minimum dix minutes par jour, de préférence tôt le matin (surtout pendant l'été quand le taux d'ozone, polluant majeur quand il fait beau et chaud et qu'il n'y a pas de vent, est au plus bas) ou en soirée (surtout l'hiver), quand la pollution est la plus faible (pendant la saison froide, l'air est plus pollué le matin, surtout par l'azote et le dioxyde de soufre). Même quand l'air extérieur est considéré comme particulièrement pollué, en ville par exemple, c'est nécessaire et toujours bénéfique car le taux de pollution y sera toujours inférieur à celui de votre logement. De la même façon, entretenez vos VMC correctement et si vous avez la possibilité de laisser une fenêtre entrouverte, ne vous en privez pas aux beaux jours !

Ma literie prend (vraiment) l'air

Si l'on aère son lit quotidiennement comme il se doit, on n'oublie pas, au moins une fois tous les six mois, d'aérer sa literie en profondeur, un jour où il fait beau : on secoue et même on bat les oreillers, matelas, couettes et édredons au grand air (pour faire chuter le taux d'acariens), on les aspire en profondeur (avec l'aspirateur), et on les laisse à l'air libre et au soleil quelques heures. Et on fait la même chose avec les coussins du canapé pour retrouver ainsi un air plus sain dans les chambres mais aussi dans le salon.

- *L'idéal ?* Après avoir battu et aspiré, vaporiser le Spray aérien Assainissant Puressentiel® aux 41 huiles essentielles avant de laisser la literie à l'air libre.

Quels matelas et oreillers je choisis en cas d'allergie respiratoire ?

Sont particulièrement recommandés aux allergiques les matelas en mousse à mémoire de forme ou en latex, car ceux à ressorts ont tendance à devenir des niches pour les acariens. On recommandera également un sommier à lattes, dans lequel ils ne s'accumuleront pas. Aujourd'hui, il existe des matelas hypoallergéniques, en cas d'allergie connue aux acariens. Leur garnissage ne contient pas de produits spécifiques antiacariens, mais il permet une meilleure évacuation de la chaleur et de la transpiration, qui s'évapore plus facilement et convient ainsi moins aux indésirables.

Même chose pour les oreillers : plus ils laissent l'air circuler entre leurs fibres et la transpiration s'évacuer, mieux c'est ! Et dans tous les cas, on n'oublie pas d'aérer la pièce et d'ouvrir grand le lit tous les matins !

Je chasse la poussière !

On fait le ménage tous les jours, ou toutes les semaines… Mais quoi qu'il en soit, il faut aussi, de temps en temps, faire un « GRAND » ménage, une véritable traque de la poussière, qui se loge partout, y compris où on ne la voit pas… et donc, où on ne pense pas forcément à la déloger. Cela fera du bien aux bronches de toute la famille, car les « nids à poussière » irritent les voies respiratoires fragiles.

Donc, on s'arme de l'aspirateur, mais aussi d'une lingette en microfibres humide, et on n'oublie pas...

- Les ampoules
- Les bibelots
- Les bibliothèques surchargées de livres
- Les tableaux et cadres photos
- L'arrière et les dessous des meubles
- Les dessus des meubles (en montant sur un escabeau) et des grands appareils ménagers comme le réfrigérateur
- Les feuilles de ses arbustes
- Les plinthes
- Les rideaux « à plis » (on en profite pour les laver)
- Les rebords des fenêtres

Je découvre les bienfaits du nettoyeur vapeur

Le nettoyeur vapeur aspire les saletés et nettoie tout à la fois.

Équipé d'une petite chaudière (130 à 140 °C, il nécessite donc un temps de chauffe plus ou moins long, de 3 à 10 minutes), il émet comme son nom l'indique de la vapeur : à l'usage, c'est comme si vous nettoyiez votre maison avec un linge légèrement humide (normalement entre 5 et 7 % d'eau dans la vapeur) et chaud. Vous évitez ainsi d'avoir besoin de produits ménagers chimiques, et on peut l'utiliser quasiment partout, du sol au plafond : il convient très bien pour les vitres ou le carrelage, par exemple, mais également sur les matelas pour se débarrasser efficacement des acariens ! Un petit malin véritablement écologique, d'autant qu'il possède un vrai pouvoir bactéricide et fongicide et convient parfaitement à tous les allergiques. Seul souci, veillez à ce qu'il ne s'entartre pas (certains modèles haut de gamme disposent d'un filtre anticalcaire). Son seul inconvénient ? Le prix, mais on économise quantité de lingettes et de produits détergents, et il est ainsi vite rentabilisé !

J'optimise mon aspirateur

Que deviendrions-nous sans lui ? Alors utilisons-le correctement et prenons-en grand soin pour qu'il nous débarrasse au mieux !

- *L'aspirateur enlève la poussière...* pas les coquillettes que vous avez fait tomber ni les feuilles mortes de votre plante verte ou autres gros débris qui risquent de le boucher : ceux-là, on les retire avec une petite pelle et une balayette.
- *Si votre aspirateur est sans sac,* videz-le quasiment après chaque utilisation.
- *Choisissez un appareil doté d'un filtre HEPA* (haute efficacité pour les particules aériennes), qui permet de retenir le plus grand nombre de particules (y compris les plus fines, moisissures, acariens, allergènes) et « filtre » comme son nom l'indique l'air rejeté par l'aspirateur (sinon beaucoup de particules sont réexpédiées illico dans l'atmosphère). Indispensable aux

allergiques et asthmatiques... et bénéfique pour tout le monde.

- *Nettoyez-le régulièrement avec une lingette en microfibre*, histoire qu'il ne transporte pas la poussière. Nettoyez tout particulièrement les filtres (qui protègent le moteur de la poussière) à chaque changement de sac (ou à chaque fois que vous videz le réservoir) en le dépoussiérant, à l'extérieur bien sûr, soigneusement, avec une petite brosse douce. Nettoyez aussi les brosses, embouts... et vérifiez que les tuyaux ne sont pas bouchés !
- *N'attendez pas que le sac soit trop plein* pour le changer, car cela fait baisser les performances de votre aspirateur, et il fonctionne moins efficacement. Changez-le quand il est rempli aux trois quarts.
- *Cet appareil a vite tendance à sentir mauvais*. Aspirez, quand vous mettez un nouveau sac, quelques granulés (ou du sel, ou encore du sable fin), ou un petit morceau de coton, sur lesquels vous aurez versé 5 à 6 gouttes d'huile essentielle d'arbre à thé : cela parfumera agréablement. Les odeurs des huiles essentielles de sauge, pin, cèdre de l'Atlas, sapin, cannelle, thym, ainsi que l'odeur de l'essence de citron, sont particulièrement agréables.

Ma panoplie de ménagère super-écolo

C'est décidé, j'opte pour un ménage plus sain et plus « vert », enfin vraiment bénéfique pour la maison, l'air et... la santé !

Du ménage dans mon placard... à ménage !

On termine et on « oublie » de racheter tous ces produits d'entretien chimiques, polluants et agressifs pour la sphère ORL : sprays javellisés, dégraissants, décapants de four, produits pour les vitres, le sol, les plaques, la cuisine, la salle de bains, le frigo... On finit souvent par en accumuler une quantité astronomique, chacun d'entre eux ayant bien sûr un usage dédié (pour nous faire acheter encore plus), qu'on ne finit pas toujours, qui se mélangent mal (voir plus haut), sont irritants, allergisants ou corrosifs, qui nous coûtent cher et surtout, qui polluent notre air alors qu'ils sont censés nettoyer la maison. Elle est propre, mais finalement malsaine. Zou ! On s'en débarrasse une bonne fois pour toutes, et on opte pour du classique qui a fait ses preuves depuis plusieurs décennies : les produits de ménage naturels, efficaces ET non toxiques !

Je redécouvre le vinaigre blanc

Tout simple, économique, c'est le roi de l'anticalcaire, plus encore s'il est chauffé (mais toujours dilué !) pour faire briller la robinetterie et les carreaux de la baignoire, ou pour nettoyer sa bouilloire ! C'est également une excellente arme antibactérienne, pour nettoyer son réfrigérateur et ses placards. Il dégraisse, fait briller robinets, vitres et miroirs... et adoucit même le linge en ravivant ses couleurs. Associé au bicarbonate, c'est un redoutable nettoyant tout-terrain ! Seules précautions : ouvrir la fenêtre car son odeur « pique », et ne jamais le mélanger à la Javel.

J'opte pour le bicarbonate de soude

Ce roi du ménage en poudre est non toxique et biodégradable. Formidablement désodorisant, il agit aussi contre le tartre (encore plus associé au citron) et « décrasse » même les graisses les plus tenaces : idéal pour le four, le barbecue, la friteuse, le lave-vaisselle. Sur une éponge humide, il nettoie l'intérieur du réfrigérateur, et ravive tout l'électroménager. Saupoudré dans l'évier, il le rend propre et désinfecté.

J'abuse du citron

Puissamment désinfectant et antibactérien, il est aussi anticalcaire, désodorisant et laisse une bien agréable senteur fruitée. On peut verser quelques gouttes sur une éponge, utiliser directement un demi-citron ouvert (même pressé) comme éponge (associé au bicarbonate de soude) pour venir à bout de la saleté, du gras ou du tartre.

En essence, super-concentré, il chasse les microbes et parfume encore plus efficacement (dans le produit sol ou vaisselle par exemple).

Je nettoie au savon noir

C'est un véritable indispensable, fabriqué à base de potasse, et que l'on trouve sous forme liquide ou en pâte. Liquide, il permet de tout nettoyer et dégraisser, des sols au plafond. Gros avantage : pas besoin de le rincer ! Parfait aussi pour le soin du linge. On peut le parfumer (avec des huiles essentielles) car son odeur, assez « brute », ne plaît pas toujours. En pâte, il supprime les taches, même rebelles, en le laissant agir quelques heures avant de laver.

Je récupère le marc de café

Il est excellent pour nettoyer les canalisations de l'évier (il faut prendre le réflexe de le vider systématiquement dedans après le bol du matin), et c'est un excellent engrais 100 % naturel pour les plantes ! Ça marche aussi pour celui des capsules, qu'on peut récupérer !

Je passe aux lingettes faites maison

Pour les meubles, les sanitaires, les plaques de cuisson, les vitres... Pour le ménage, les lingettes se déclinent à l'infini et se collectionnent ! À usage unique, elles sont non seulement chimiques, mais aussi bien peu écologiques et, cerise sur le gâteau, absolument pas économiques : saviez-vous que nous dépensions, juste pour elles, environ 70 euros par an ? Lesquels finissent, du coup, littéralement à la poubelle... Halte au superflu qui coûte cher !

Ce que l'on utilise

Les lingettes en microfibre réutilisables : leur tissu doux, tissé ultrafin (50 fois plus que le coton) est très efficace sur les poussières et salissures, les vitres ou la robinetterie, et réduit la quantité d'eau et de produit d'entretien à utiliser : super-économique ! Quand elles sont sales, un tour en machine, un séchage ultrarapide et hop ! elles sont comme neuves. Durée de vie : 2 ans.

Ce que l'on recycle

Les chaussettes dépareillées ou trouées ont droit à une seconde vie : elles sont parfaites pour la poussière et pour cirer les chaussures ou les meubles.

Ce que l'on peut fabriquer soi-même

Ses propres lingettes imbibées, économiques, et naturellement parfumées. On prend des tissus usagés (vieux tee-shirts, vieux draps ou torchons), dans lesquels on découpe des carrés de 25 cm de côté (environ !) qu'on roule sur eux-mêmes, pas trop serrés (ou qu'on plie en 4).

Dans un gros bocal en verre avec un couvercle, on verse 250 ml d'eau déminéralisée (ou minérale ultrapure) + 250 ml de vinaigre blanc + 15 gouttes d'essence de citron + 10 gouttes d'huile essentielle de lavande (ou de menthe si vous préférez une odeur plus tonique et fraîche que douce) + 20 gouttes d'huile essentielle d'arbre à thé. On mélange bien ce liquide, puis on y dépose les carrés de tissus pliés ou roulés. On retourne plusieurs fois le bocal pour qu'ils s'imbibent bien (on recommence de temps en temps pendant la journée), et c'est fait ! Il n'y a plus qu'à sortir une lingette quand vous en avez besoin, et l'essorer doucement au-dessus du pot avant de l'utiliser. Ensuite... vous la rincez ou la lavez, et la remettez dans le pot une fois sèche. Ultrasimple, économique et tellement naturel, bref, « 100 % » malin !

Cahier pratique : mes super-recettes naturelles et non polluantes

Nettoyer sans polluer, c'est finalement bien plus simple qu'il n'y paraît ! Et une fois qu'on a essayé, on est toujours convaincu, avec envie de continuer voire d'aller plus loin. Pourquoi ? Parce que les produits sont efficaces, économiques, qu'ils sentent bon... Bref, que des atouts, en plus d'être vraiment « propres » !

Cuisine

Mon produit vaisselle « vert » et efficace

- Dans un flacon de 250 ml, verser 100 ml de savon noir liquide + 1 cuillerée à café de bicarbonate de soude + 20 gouttes d'une huile essentielle au choix (menthe poivrée, thym à linalol, basilic, ou essence de citron) et compléter d'eau. Si la vaisselle est très sale (plats à gratins), gratter avec une éponge et 1 cuillerée à soupe de bicarbonate de soude (parfait aussi contre les taches tenaces sur la table de cuisson).

Je nettoie mon frigo sans Javel

- Mélanger 2 cuillerées à soupe de vinaigre blanc et 2 gouttes d'essence de citron, nettoyer avec un chiffon humide imbibé du mélange. Déposer ensuite du bicarbonate de soude dans une coupelle pour éviter les odeurs.

Je décrasse mon four

- On le nettoie avec une éponge, du savon noir liquide et un peu de bicarbonate de soude… et de l'huile de coude ! On peut aussi faire une pyrolyse et bien nettoyer après, pour le retrouver comme neuf !

Mon micro-ondes est (presque) « autonettoyant »

- Pour celui-ci, la technique est imparable et ultra-simple. Placer un bol contenant 15 cl d'eau + 15 cl de vinaigre blanc + 4 à 5 gouttes d'essence de citron ou d'huile essentielle de basilic, et chauffer 5 minutes à puissance maximale. Laisser la vapeur agir 5 minutes puis juste essuyer à l'éponge.

SOS ! mon évier sent mauvais

- Si les canalisations de l'évier ou du lavabo refoulent désagréablement, verser 2 à 3 gouttes d'huile essentielle d'arbre à thé ou de lemongrass dans un demi-verre de bicarbonate de soude, compléter d'eau très chaude et faire couler dans le conduit. Attendre 2 à 3 heures, rincer avec du vinaigre blanc puis, 15 minutes plus tard, abondamment avec de l'eau chaude. Radical ! Ça reste bouché ? Essayer le mélange ⅓ de vinaigre blanc + ⅓ de soda + ⅓ de sel (bien mélanger avant de verser), laisser agir et rincer abondamment à l'eau bouillante.

Mes torchons sont vraiment dégoûtants...

- Avant de les laver, et si vous les assainissiez ? C'est simple : laissez-les tremper dans une bassine très chaude, contenant une dizaine de gouttes d'huile essentielle d'arbre à thé, de pin sylvestre ou même de ravintsara : les trois sont imparables contre les microbes, et vous éviteront de devoir javelliser quand vous lavez.

Un placard sans mites alimentaires

Contre les mites alimentaires, qui raffolent des aliments bio et sont surtout présentes à partie d'avril ou mai (elles dévorent farine, sucre, chocolat mais aussi céréales et même les croquettes des animaux !) :

- Ranger les aliments dans des contenants en verre fermant hermétiquement, après vous être débarrassé du carton et même du plastique de protection.
- Mettre dans le placard des galets en céramique de Limoges ou des morceaux de coton imbibés d'huile essentielle de cèdre de l'Atlas, de lavande vraie, de romarin ou de laurier noble.
- Aspirer régulièrement les placards et les nettoyer avec du vinaigre blanc, dans lequel on aura mis quelques gouttes d'huile essentielle d'arbre à thé ou d'essence de citron.

Je prends soin de ma poubelle

C'est l'une de nos « bêtes noires », souvent sale et nauséabonde...

- On lui donne un bon coup de propre y versant : 150 ml de vinaigre blanc + 2 cuillerées à soupe de bicarbonate de soude + ½ litre d'eau bien chaude... réaction « moussante » immédiate, il n'y a plus qu'à bien brosser et frotter, sur toute la hauteur, et bien sûr également à l'extérieur pour éliminer toutes les « coulures ». On rince et on laisse sécher, et quand elle est bien récurée, on place tout au fond un essuie-tout avec quelques gouttes d'essence de citron : parfait pour prévenir les mauvaises odeurs ! Autre solution, recouvrir le fond d'une fine couche de litière du chat (propre, évidemment !).

Un lave-vaisselle plus écolo

- À la place des pastilles de lavage chimiques, on fabrique soi-même sa poudre écologique ! Mélanger 100 grammes de cristaux de soude, 100 grammes de bicarbonate de soude, 100 grammes d'acide citrique (en droguerie) et 100 grammes de gros sel de mer. Ajouter 30 gouttes d'huiles essentielles (idéalement essence de citron et huile essentielle d'arbre à thé), mélanger encore soigneusement pour bien disperser celles-ci. Ajouter ensuite, petit à petit, de l'eau, jusqu'à obtenir une pâte épaisse (surtout pas liquide !) que vous pouvez malaxer. Remplir, avec celle-ci, un bac à glaçons (ou de tout petits moules à gâteaux en plastique ou métal). Laisser sécher pendant au moins 24 heures avant de démouler, puis conserver bien au sec.
- Autre possibilité : ne pas ajouter d'eau mais conserver le mélange des poudres dans un bocal et utiliser comme une poudre à raison de 1 cuillerée à soupe par vaisselle. Et pour le rinçage ? On oublie évidemment les liquides tout prêts, remplis de tensioactifs, et on remplace tout simplement par du vinaigre blanc : idéal pour ne pas avoir de traces de calcaire sur ses verres !

Je jette l'éponge !

Récemment, des microbiologistes allemands* se sont penchés sur nos éponges de cuisine, avec lesquelles nous nettoyons la vaisselle mais aussi généralement la table, le plan de travail de la cuisine ou le réfrigérateur. Leur verdict ? Pouah ! Ces indispensables du ménage se sont révélés être de vrais nids à microbes, capables d'abriter des milliards de bactéries diverses et variées. En analysant une trentaine d'éponges utilisées, ils ont recensé 73 familles de bactéries différentes, et des concentrations s'élevant jusqu'à 54 milliards de bactéries par cm^3 ! Rien d'étonnant puisque leur structure spongieuse, donc poreuse – de vrais incubateurs –, est capable également de disséminer les bactéries lorsque nous pensons nettoyer. Cette information vous donne envie de jeter les vôtres directement à la poubelle ? Tant mieux ! Les changer régulièrement (une fois par semaine selon les chercheurs !) est le meilleur moyen de lutter facilement contre l'invasion des bactéries (qui peuvent provoquer infections intestinales, mais aussi diarrhées voire intoxications alimentaires).

- On recommande de rincer les éponges avec de l'eau et du produit vaisselle (qu'on pourra agrémenter de quelques gouttes d'essence de citron ou d'huile essentielle d'arbre à thé) après chaque utilisation et… bien les essorer !

* Source : revue *Scientific Reports*, Juillet 2017.

J'apprends à mes enfants (et à moi aussi !) à bien se laver les mains

Les enfants considèrent souvent le lavage des mains comme une corvée, qu'on expédie le plus vite possible ou qu'on « zappe ». Pourtant, ils ont souvent les mains sales parce qu'ils jouent, tripotent ce qui passe devant eux (la barre dans le métro par exemple, le chat qui passe). Un impératif ? Leur apprendre vraiment à se laver correctement les mains, aussi souvent que possible : avant de manger, après être allé aux toilettes, avoir joué, caressé un animal, en rentrant à la maison après l'école ou le bus, avant de se brosser les dents, après s'être mouché...

- La bonne méthode ? Se mouiller les mains, utiliser un savon liquide et savonner vigoureusement toute la surface des mains, les poignets, entre les doigts, sous les ongles et les pouces, pendant 15 à 30 secondes. Ensuite, rincer et s'essuyer sur une serviette propre.
- L'astuce ? Pour toutes les situations en extérieur où il n'y a ni eau ni savon, penser à avoir toujours sur soi un petit flacon (de voyage) contenant un gel hydroalcoolique, qui permet de nettoyer et supprimer les bactéries sur les mains mais aussi les petites surfaces (lunettes de toilettes, poignées de porte...). À choisir naturel bien sûr, et à base d'huiles essentielles assainissantes comme le gel ou la lotion spray Puressentiel® Assainissant, efficaces dès les premières minutes, et qui en prime sont adoucissants et hydratants.

Pièces à vivre et chambres

Des vitres propres et vertes

Stop aux lingettes vitres ou aux sprays dédiés, chers et, eux aussi, chimiques malgré leur belle couleur bleutée façon océan. Certains produits existent en version écologique, mais pourquoi payer cher quand on peut fabriquer soi-même simplement un produit efficace et très bon marché ?

- La bonne recette : dans un vaporisateur, verser 50 ml de vinaigre blanc + 50 ml d'eau déminéralisée ou de source + 15 à 20 gouttes d'huile essentielle de lavande vraie, lavandin super, menthe poivrée, sauge sclarée, arbre à thé ou d'essence de citron (au choix !). Agiter et utiliser avec une lingette en microfibre…

Je nettoie et désinfecte naturellement mes sols

- Dans un flacon opaque (nettoyé et rincé), verser 1 cuillerée à soupe de bicarbonate de soude puis 1 litre d'eau chaude. Mélanger. À part, dans un verre, verser 2 cuillerées à soupe de vinaigre blanc + 2 cuillerées à soupe d'huiles essentielles au choix (pin sylvestre, basilic, cannelle de Ceylan, arbre à thé, menthe poivrée, sapin de Sibérie, ou essence de citron, d'orange…), verser dans le bidon et mélanger.

Cirer mon escalier et mes meubles en bois

Exit les nettoyants aérosols chimiques et autres vaporisateurs divers et variés (antipoussière et autres)... L'idéal pour le bois, c'est-à-dire le moins polluant mais également le plus agréable pour le nez, c'est la « bonne vieille » cire à l'ancienne, façon antiquaire. Elle nourrit, protège... et embaume : on cirerait toute la maison juste pour le plaisir !

- Râper 75 grammes de cire d'abeille pure dans un bol, faire fondre au bain-marie, puis ajouter, tout en remuant, 150 ml d'essence de térébenthine. Bien homogénéiser. Puis ajouter 15 gouttes d'huile essentielle de lavande vraie ou lavandin super (ou, si vous préférez, de cèdre de l'Atlas ou même de sapin de Sibérie ou d'encens) et verser le tout dans une boîte en métal avec un couvercle. Ensuite ? On fait comme Mamie ! On dépoussière d'abord, puis on étale la cire soigneusement avec un linge, en couche fine et en faisant des mouvements circulaires pour bien la faire pénétrer dans le bois. On laisse agir puis on frotte avec un chiffon doux pour enlever le surplus et surtout, faire briller meubles, parquets et escaliers. Résultat ? Ça brille et ça sent divinement bon : addictif !

Contre les moustiques

- Sur la table de nuit, déposez des galets en céramique de Limoges, humectés de quelques gouttes d'huile essentielle de citronnelle de Java, eucalyptus citronné ou de géranium. Vous pouvez également en diffuser pendant toutes les soirées d'été.

Moquette : faut-il la supprimer ? Comment la nettoyer ?

Si la moquette ne concentre pas trop d'acariens quand elle est rase (ils préfèrent l'atmosphère humide du lit ou les recoins sombres des rideaux), elle recueille, en revanche, beaucoup de poussière, plus encore si ses poils sont longs (comme pour les tapis), lesquels peuvent aussi accumuler les moisissures ou poils d'animaux et polluants chimiques (que l'on retrouve ensuite dans l'atmosphère). En cas d'allergie à celle-ci, il est impératif de la nettoyer en l'aspirant très régulièrement (au moins deux fois par semaine, avec un aspirateur doté d'un filtre HEPA) pour éviter l'accumulation. La remplacer est rarement une obligation si elle est bien entretenue.

- La bonne idée ? Au moins deux fois par an, saupoudrer sur la moquette du bicarbonate de soude, laisser agir 2 heures puis aspirer.
- Pour booster l'effet assainissant, mélanger dans un bol 200 grammes de bicarbonate de soude et 100 gouttes (4 ml) d'essence de citron (ou huile essentielle de lavande vraie ou d'eucalyptus radié). Laisser reposer 24 heures. Saupoudrer sur la moquette ou les tapis. Laisser agir 15 minutes puis passer l'aspirateur.
- Nettoyer ses saletés : les astuces de grand-mère fonctionnent très bien ! Verser ¼ de litre de vinaigre blanc et 1 litre d'eau gazeuse dans un

vaporisateur, vaporiser sans excès, frotter si besoin, et laisser sécher.

- En cas de grosse tache ? On oublie les sprays détachants et on remplace par la terre de Sommières, à saupoudrer sur la tache. Attendre ½ journée avant de brosser puis d'aspirer. Recommencer si la tache est très grasse.
- Et surtout enlevez toujours vos chaussures avant de fouler votre moquette et n'hésitez pas à inciter vos invités à faire de même !

Salle de bains et toilettes

Je détartre sans émanations

- Verser dans un flacon spray 200 ml de vinaigre blanc + 200 ml d'eau + 20 gouttes d'essence de citron, pamplemousse, ou d'huile essentielle d'eucalyptus radié ou, de sapin de Sibérie, de pin sylvestre ou d'arbre à thé. Vaporiser sur les parois et à laisser agir 15 minutes avant de brosser.
- Autre solution : verser 2 verres de vinaigre blanc dans la bouilloire, compléter d'eau et faire chauffer (cela va la détartrer) puis utiliser celui-ci, encore chaud, sur la robinetterie : il fait double emploi !

Je nettoie ma VMC

Oublier d'entretenir ses grilles d'aération, c'est laisser la poussière s'accumuler. Résultat : le système s'encrasse, vieillit plus vite car il sature, et devient moins performant, ce qui augmente le risque d'humidité et de moisissures. Il faut donc le faire régulièrement (idéalement une fois tous les trois mois), particulièrement en fin d'hiver (car la VMC a travaillé davantage).

- Pour cela, on coupe le courant, on démonte les bouches d'aération et on nettoie (avec son produit vaisselle maison, voir p. 97) les grilles en les laissant tremper d'abord pour les dégraisser. Pendant ce temps, avec un chiffon sec ou l'aspirateur, on retire les poussières à l'intérieur. Enfin, on fait vérifier la VMC par un professionnel tous les 4 ou 5 ans.

Un rideau de douche impeccable

Il fait partie des accessoires les plus désagréables à nettoyer, peu ragoûtant car criblé de taches de moisissures noirâtres (parfois même presque « gluant ») et peu hygiénique.

- Allez, cette fois-ci on ne l'oublie pas, on le décroche ! Et on commence tout simplement par le frotter, bien à plat dans la baignoire, avec une grosse brosse et tout simplement du vinaigre blanc ! Ensuite, hop ! en machine à laver, à 30 °C avec des torchons ou serviettes et… une tasse de bicarbonate de soude ajoutée dans le bac de lessive, dans laquelle on aura mis quelques gouttes d'huile essentielle de lavande aspic, de romarin à camphre ou à cinéole. Il ressortira parfaitement propre. Ne reste qu'à l'étendre et le laisser sécher… sans oublier, après chaque douche, de toujours le refermer pour éviter les plis humides et mieux l'aérer, donc retarder l'apparition de moisissures.

Je désodorise 100 % naturel

Une seule solution, le 100 % naturel, non agressif et assainissant… et donc, le Spray Assainissant Puressentiel® aux 41 huiles essentielles ! L'idéal : un grand modèle, qui tiendra toute l'année, purifiera l'atmosphère et sera également redoutablement plus économique que les « anti-odeurs » du commerce.

- Pour créer une ambiance : on dépose sur une étagère ses anciens flacons d'huiles essentielles terminés (et ouverts), ou on verse quelques gouttes d'une huile essentielle au choix sur des galets en céramique de Limoges, des coquillages, des petits morceaux de bois ou billes de cèdre. C'est largement suffisant pour une si petite pièce.

Je fabrique mes blocs WC

Moins de chimie, plus d'économies ! Amusant à faire... et même les enfants peuvent vous aider !

- Faire bouillir 200 ml d'eau, et y ajouter en pluie 4 grammes d'agar-agar (algue en poudre, vendue en sachets ou petits pots dans les boutiques bio). Maintenir à ébullition 3 minutes en remuant, éteindre puis ajouter au mélange 150 ml de vinaigre blanc + 20 gouttes d'essence de citron ou d'huile essentielle de sapin de Sibérie, de romarin à cinéole ou d'eucalyptus radié ou globuleux + 20 gouttes d'huile essentielle d'arbre à thé. Verser ensuite dans des petits moules en plastique ou carton (type moules à petits cakes ou à financiers, vieux moules à tartelettes) et bien laisser refroidir. Il ne reste plus qu'à accrocher un bloc à la cuvette avec un fil de fer (ou un morceau de cintre à vêtements) et il sera très efficace. Les blocs non utilisés peuvent se conserver plusieurs semaines, à condition de les garder au frais.

Et mon linge ?

Ma lessive maison vraiment écolo

Chère, polluante, chimique, la lessive fait partie de ces petites obligations du quotidien que l'on peut facilement rendre écologique, mais tout aussi efficace et pratique.

- Faire fondre doucement 180 grammes de savon de Marseille en paillettes (vérifier qu'il contient au minimum 72 % d'huile d'olive, de coprah ou de palme) ou 150 grammes de savon d'Alep dans 3 litres d'eau bouillante. Ajouter 100 grammes de bicarbonate de soude + 10 gouttes d'huile essentielle de votre choix : lavande vraie, géranium, lavandin super, ylang-ylang, essence d'orange douce... Mélanger, laisser refroidir et conserver dans une bouteille ou un récipient hermétique.

Plus besoin d'adoucissant !

Les adoucissants pour le linge sont remplis de produits chimiques et parfums de synthèse qui nous promettent sérénité ou évasion vers les tropiques, mais leurrent nos sens sans aucun bénéfice santé, bien au contraire... On les oublie, et on fait beaucoup mieux !

- En machine, remplacer par un mélange (moitié-moitié) de vinaigre blanc et d'eau (déminéralisée ou de source), avec 2 gouttes d'huile essentielle de lavande vraie, lavandin super, petit grain bigarade ou d'essence de pamplemousse ou d'orange douce :

oui, même si cela semble étonnant, le vinaigre blanc adoucit incroyablement le linge.

- Dans le sèche-linge, remplacer les lingettes sèches parfumées (artificiellement) et « adoucissantes » du commerce par un petit morceau de tissu (vieux mouchoir...). Y déposer 2 à 3 gouttes d'une huile essentielle au parfum doux, comme la lavande vraie ou le lavandin super, le géranium, le lemongrass, le ravintsara, ou l'essence de mandarine verte... Un geste simple, bon marché et 100 % écologique pour un linge délicatement et naturellement parfumé !

Je pense à détartrer ma machine

- Pour plus d'efficacité et moins de mauvaises odeurs, c'est tout simple ! On lance un cycle de lavage à 60 °C dans une machine vide, dont on remplit le bac de lessive par du vinaigre blanc : imparable !

Mon eau de linge parfumée pour repasser...

Dix fois plus agréable que les produits en spray à vaporiser et garantie 100 % naturelle, cette eau parfume agréablement et durablement votre linge et vous facilite le repassage.

- Verser dans un vaporisateur 50 ml d'alcool à 70° + 25 ml d'hydrolat de fleur d'oranger (« eau de fleur d'oranger ») + 50 gouttes d'essence d'orange douce + 25 ml d'eau déminéralisée ou de source. Bien mélanger et vaporiser sur le linge sec juste avant repassage.

- Vous pouvez également composer une version différente, très « senteurs de Provence » avec de l'huile essentielle et de l'hydrolat de lavande. Du bonheur dans les placards !

Mes astuces naturelles antimites

Pas de naphtaline ! Elle sent mauvais et c'est un pesticide dangereux dont il est prouvé qu'il provoque des lésions tissulaires voire des cancers... à tel point qu'elle est normalement interdite à la vente dans les pays de l'Union européenne depuis 2009.

- Mettre des sachets de fleurs de lavande, des boules de bois de cèdre, ou des clous de girofle dans les placards et tiroirs. L'idéal étant d'utiliser les huiles essentielles sur les morceaux de cèdre ou des galets en céramique de Limoges, par exemple, qui seront plus efficaces car bien concentrées et plus parfumées : lavande vraie ou aspic, cèdre de l'Atlas et giroflier, mais aussi romarin, thym à thymol ou thym à linalol, elles sont toutes efficaces, et parfument agréablement le linge.
- Mettre des morceaux de savon d'Alep, riche en huile essentielle de laurier noble (une odeur que les mites détestent également).
- Pour tuer les larves, mettre les vêtements au congélateur plus de 12 heures. Ranger les vêtements (toujours lavés et si possible repassés) dans des housses étanches (en plastique transparent comme les sacs pour congélation).

(BIEN) RESPIRER, C'EST (BIEN) VIVRE

Quoi de plus naturel que respirer ? De notre premier à notre dernier souffle, nous le faisons sans même, le plus souvent, en prendre conscience. Pourtant, ce souffle qui nous balaye H 24 est essentiel à l'organisme, à toutes ses fonctions : il est... tout simplement juste vital ! Et si nous y portions un peu plus attention ?

Une bonne respiration, pourquoi et comment faire ?

Le rôle essentiel de la respiration est, avant tout, d'être le grand fournisseur d'oxygène du sang qui sera distribué à nos organes. Chaque minute, entre 6 et 10 litres d'air transitent ainsi par nos voies respiratoires et nos poumons... soit quelque 15 000 litres par jour. Au cours d'une vie, ce seront 300 millions de litres d'air qui auront ainsi fait le voyage !

Une respiration ample, régulière, oxygène correctement tout l'organisme (dont le cerveau bien sûr), et apaise également le corps comme l'esprit. Mais la qualité de l'air que l'on respire est également essentielle, et c'est là que le bât blesse : un air vicié, rempli de polluants, de toxiques divers, ne peut être aussi bénéfique pour tout notre système intérieur qu'un bon air pur, propre et frais...

Comment doit-on « normalement » respirer ?

- *Lentement et avec fluidité :* le mouvement de l'air dans les voies respiratoires doit être naturel, sans à-coups ni obstacles. La respiration ne doit pas être rapide (sauf effort ponctuel) mais, à l'inverse, lente et régulière, pour bien oxygéner, apaiser et ne pas créer de tensions musculaires.
- *Profondément :* trop « courte » et superficielle, la respiration n'est plus aussi efficace pour l'oxygénation (voir ci-après les effets du stress). Au contraire, elle doit être ample, et engager non seulement la poitrine, mais aussi le ventre. Elle est alors un vrai facteur de détente.

LE SAVIEZ-VOUS ?

- Plus j'inspire profondément, plus je me dynamise.
- Plus j'expire longuement, plus je me détends.
- Si j'ai du mal à « bien respirer » et à trouver spontanément le bon rythme, je me concentre sur l'expiration, l'inspiration viendra ensuite naturellement.

Mesurer l'effet du stress sur sa respiration

Souvent, sans en prendre conscience, notre respiration reste superficielle et saccadée. Un pic de stress ? Elle se raccourcit encore plus et son rythme s'emballe (jusqu'à 70 ou 80 cycles par minute) mais, du coup, elle en devient peu efficace, n'apportant ni calme, ni oxygénation optimale.

De plus en plus enseignées par des spécialistes du stress (sophrologues, psychiatres comportementalistes et autres thérapeutes), les techniques respiratoires participent à la prise en charge du stress : en réoxygénant le corps et en l'aidant à apaiser ses tensions corporelles, mais aussi en permettant de reporter son attention sur le moment présent, et de se recentrer sur son souffle, ce qui « évade » et apaise instantanément l'esprit. Ces respirations contrôlées, quelles que soient leurs méthodes (voir ci-après) forment alors des petits « breaks » bénéfiques, qui apportent un calme immédiat et durable, et qu'on peut répéter aussi souvent que nécessaire sans aucune contre-indication. Leurs effets sont réels, non seulement immédiats (la pression redescend aussitôt), mais aussi à moyen et long termes : pratiquées avec régularité, elles aident à progressivement baisser son niveau personnel « d'hyperréactivité » face à une situation de crise, et apprennent à réagir efficacement et immédiatement pour couper court à la montée du stress.

J'améliore ma respiration : 4 exercices à tester

Souffler pour se détendre

Prendre une longue et profonde inspiration par le nez, puis bloquer la respiration quelques secondes en contractant tous les muscles du corps. Souffler d'un coup, fortement et rapidement par la bouche. 1 à 3 fois.

- *Bienfaits :* une détente immédiate, une expulsion du stress ou de la colère.

Respirer par le ventre

Assis ou allongé, poser les mains sur le ventre, et inspirer lentement en le gonflant au maximum. Expirer ensuite à fond, très doucement, en creusant le ventre comme pour l'écraser contre les vertèbres. 5 fois.

- *Bienfaits :* un apaisement instantané et des effets sur les ventres stressés et douloureux (effet « corset », détente, transit).

Découvrir la « cohérence cardiaque » (ou « respiration rythmée »)

Issu de recherches récentes en neurosciences, cet exercice resynchronise cœur et respiration. Inspirer pendant 5 secondes puis expirer 5 secondes. Répéter pour atteindre exactement 6 cycles respiratoires par minute, pendant 3 à 5 minutes (18 à 30 cycles). À répéter idéalement 3 fois par jour. Au début, il faut s'aider d'un chronomètre ou d'une appli (Kardia, cardioZen...).

- *Bienfaits :* un équilibre cardio-respiratoire (souffle et pouls se calent sur le même rythme) qui provoque un apaisement du cœur et une détente durable (5 heures selon les études).

Tester la respiration alternée

Issue de l'Ayurvéda (médecine indienne), elle apaise et aide à la concentration. Assis, main gauche sur le genou gauche, fermer la narine droite avec le pouce droit sur l'aile du nez. Expirer avec la narine gauche, puis inspirer naturellement, toujours par la narine gauche. Libérer la narine droite en basculant l'annulaire droit sur la narine gauche et enchaîner avec une nouvelle inspiration-expiration puis alterner de nouveau pendant 3 à 5 minutes. Terminer en relâchant les doigts et en inspirant par les deux narines ensemble.

- *Bienfaits :* une sérénité mentale et physique immédiate et une meilleure concentration.

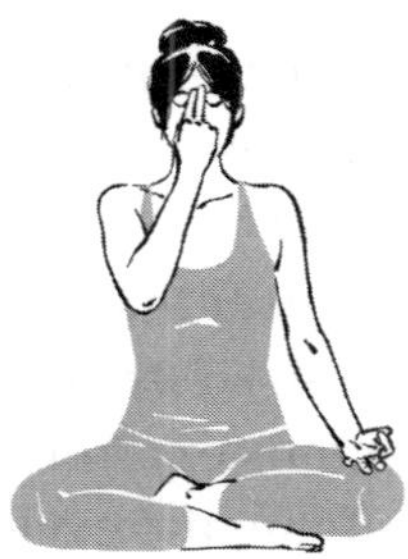

L'indispensable nez tout propre !

L'air que nous inspirons passe tout d'abord par le nez, dans lequel il est réchauffé, mais aussi préalablement grossièrement filtré par les poils, lesquels retiennent les fines particules de poussières et certaines bactéries qui seront ainsi bloquées dans les muqueuses humides des fosses nasales.

Pourquoi nettoyer son nez ?

Se moucher permet de retirer la poussière filtrée, ainsi que les impuretés bloquées dans les narines et évacuées avec le mucus fabriqué par les fosses nasales.

Idéalement, surtout quand on vit en ville (mais aussi quand on est de tendance allergique, par exemple), il faudrait se nettoyer le nez chaque jour.

Comment ?

Un spray d'eau purifiée tout simple, qui nettoie et « rince » parfaitement. Il n'y a plus qu'à se moucher !

- En période hivernale, quand le nez commence à picoter et qu'on sent le rhume arriver, qu'on éternue à cause du pollen (rhinite allergique), on déclenche le plan d'attaque et on passe au Spray nasal Hypertonique Puressentiel® Respiratoire : aux huiles essentielles (d'eucalyptus radié, de niaouli, ravintsara et géranium), il contient également de la propolis, de l'eau florale de romarin, de l'échinacée et de l'eau de mer légèrement hypertonique : le geste parfait pour nettoyer, humidifier, désencombrer et assainir immédiatement les muqueuses nasales, mais aussi booster ses défenses immunitaires locales.

Je débouche naturellement mon nez en cas de rhinite allergique

Bien évidemment, cela ne dispense pas du nettoyage au spray ! Mais les huiles essentielles peuvent vous aider à atténuer les symptômes de la rhinite et à mieux respirer.

Quelques huiles essentielles efficaces

✔ **Estragon** (antiallergique de référence)

- *La recette (à partir de 7 ans) :* 3 gouttes d'huile essentielle d'estragon sur un mouchoir, à respirer.

✔ **Pin sylvestre** (anti-inflammatoire et antiseptique respiratoire)

- *La recette (à partir de 7 ans) :* 3 gouttes d'huile essentielle de pin sylvestre + 2 gouttes d'huile essentielle de camomille romaine, en massage sur la nuque, les sinus frontaux et le sternum (3 fois par jour).

- En diffusion atmosphérique avec l'huile essentielle d'eucalyptus radié (à parts égales avec l'huile essentielle de pin sylvestre).

✔ **Menthe poivrée** (pour dégager le nez)

- *La recette (à partir de 12 ans) :* 1 goutte d'huile essentielle de menthe poivrée + 1 goutte d'huile essentielle de niaouli en massage, pures ou diluées, sur les sinus frontaux (4 fois par jour).
- *La recette (dès 7 ans) :* 1 goutte d'huile essentielle de menthe poivrée pure ou diluée sur les sinus frontaux et les tempes pour soulager les migraines.

✔ **Arbre à thé** (décongestionnante, anti-inflammatoire respiratoire)

- *La recette (à partir de 15 ans) :* 4 gouttes d'huile essentielle d'arbre à thé + 1 goutte d'huile essentielle de menthe poivrée, masser les sinus douloureux avec 2 gouttes du mélange (5 à 6 fois par jour).

✔ **Lavande aspic** (anti-inflammatoire, décongestionnante respiratoire)

- *La recette (dès 7 ans) :* 1 goutte d'huile essentielle de lavande aspic pure ou diluée, en massage sur les tempes et le front pour soulager les maux de tête.
- Excellente également en diffusion atmosphérique (toujours diluée : par exemple 3 gouttes diluées dans 60 gouttes d'huile essentielle de ravintsara ou d'eucalyptus radié).

✔ **Eucalyptus radié** (anti-inflammatoire, respiratoire)
- ➔ *La recette :* en diffusion atmosphérique 2 à 3 fois par jour pendant 30 minutes.

Vive l'inhalation humide !

Nez bouché ou sec ? Comme nos grands-mères, on opte pour l'inhalation dite « humide », ultra-efficace et saine. De l'eau presque bouillante, un appareil à inhalation comme le diffuseur de vapeur inhalateur & hammam facial Puressentiel® (on peut aussi utiliser un bol d'eau frémissante), des huiles essentielles (celles de ravintsara, d'eucalyptus radié, de niaouli, d'arbre à thé, ou bien encore l'essence de citron) que l'on respire, pendant plusieurs minutes, pour nettoyer et assainir son système ORL, déboucher ses narines, stimuler ses défenses immunitaires locales... ou même, tout simplement, se détendre. La tradition a du bon, et son efficacité n'est plus à prouver !

Je trouve la bonne position « respi »

Difficile de respirer profondément et amplement quand on est courbé en deux, que le buste est enroulé, les épaules rentrées : cela referme la cage thoracique et donc limite les capacités de ventilation des poumons.

Pour vraiment bien respirer, on doit être bien droit (debout ou assis), ou allongé, corps le plus détendu possible, épaules basses, sacrum poussé vers le bas (ou la chaise ou le lit sur lequel vous êtes étendu) et crâne tiré vers le haut mais sans lever le menton : comme si vous vouliez vous grandir ! Cela permet réellement d'être dans une position favorable qui « ouvre » tout le système respiratoire. La bonne idée, surtout quand on n'a pas l'habitude de surveiller sa respiration, est de placer sa main sur son abdomen, puis d'inspirer profondément par le nez pendant 3 à 4 secondes, en gonflant bien son ventre (ce que la main permet de mesurer), puis de dégonfler en expirant doucement par la bouche, sans bruit (idéalement le double du temps). Au fil des répétitions (plusieurs fois par jour, tous les jours), le va-et-vient devient plus naturel et on n'a plus forcément besoin de sa main pour le contrôler.

Sport et respiration

Beaucoup de sportifs ne respirent pas correctement, ce qui rapidement réduit leurs performances : les fibres musculaires ne sont pas assez oxygénées, d'où production accrue d'acide lactique qui s'accumule (crampes), ils « s'asphyxient »... Bien respirer est essentiel, notamment pour les sports d'endurance, mais, finalement, pour tous, si le but recherché est de se faire du bien ! L'idéal ? S'obliger régulièrement à : 1. inspirer profondément et de façon fluide ; 2. faire un court blocage respiratoire, poumons pleins avant de 3. expirer par la bouche, bruyamment, et bien complètement. Cela va tout à la fois améliorer l'oxygénation, chasser le stress mais aussi réduire la fréquence cardiaque ce qui est toujours bon à prendre ! Et dans tous les cas, surtout si on court, mieux vaut réduire la cadence pour continuer de bien respirer que s'épuiser à bout de souffle ce qui n'a rien de bénéfique pour la santé...

Je marche pour respirer (initiation à la pleine conscience)

Marcher nous est presque aussi naturel que respirer ! Combiner les deux est un exercice simple : c'est « la base » de l'activité physique, une sorte de minimum syndical qu'il faut absolument prendre le réflexe de répéter chaque jour, comme une véritable hygiène de vie.

Mais tout l'intérêt est de profiter de ces moments pour « être à ce que l'on fait » (marcher et respirer), au lieu d'agir par réflexe, sans y penser, l'esprit ailleurs... Au contraire, il faut tester ce qu'on appelle « la pleine conscience », c'est-à-dire le fait d'être pleinement présent à l'instant. Cela consiste juste à être très attentif à ses sensations : celle de son souffle qu'on essaie de régulariser pour qu'il soit le plus ample et le plus naturel possible, mais aussi la chaleur du soleil, le frais du vent, le bruit des oiseaux qui chantent, le geste de nos pieds qui se déroulent sur le sol, le rire d'un enfant, les odeurs...

On se trouve alors en méditation active qui est tout à la fois excellente pour le physique (selon l'OMS, il faudrait marcher au moins 10 000 pas par jour, soit 7 à 8 km, soit 1 h 30 environ) mais également pour le mental : après un tel moment (même 20 ou 30 minutes seront très bénéfiques, surtout répétées chaque jour), l'esprit est apaisé, détendu, joyeux… et l'énergie est bien présente, comme reboostée. Et c'est prouvé, la méditation est bonne pour la santé : marcher et respirer en conscience forment un vrai premier pas vers cette discipline, avec un mieux-être garanti.

Un lieu de promenade idéal : la forêt

On s'en doutait mais c'est prouvé, marcher en forêt n'a rien à voir avec marcher en ville ! Si le travail musculaire est similaire, les bénéfices cardiovasculaires diffèrent : une étude japonaise* a montré que le rythme cardiaque et la tension artérielle étaient bien plus bas dans la verdure. Raison invoquée ? Une forte chute du stress (mesuré grâce au taux de cortisol) chez ceux qui crapahutaient dans un environnement bienfaisant et non au bord du périphérique parisien. Un « bonus vert », qui concerne également notre système immunitaire, fortement dopé lors de telles randonnées « nature », avec une production de cellules NK (ou *natural killer*, cellules tueuses

* menée par le Professeur Qing Li, de la Nippon Medical School of Tokyo.

de l'organisme) accrue et surtout, longue durée puisque encore présente 30 jours après la balade. Une bonne façon de booster son organisme. D'autant qu'il a aussi été constaté que certaines maladies (l'hypertension, mais aussi les douleurs dorsales, la dépression, les troubles anxieux ou les infections respiratoires) étaient moins fréquentes dans les zones d'habitation à fort pourcentage d'espaces verts.

Une bonne raison pour filer régulièrement, le plus souvent possible, faire une cure de vert pas loin de chez soi ! Les forêts et autres types de terres boisées couvrent 31 % de la superficie des terres émergées dans le monde selon l'Organisation des Nations Unies pour l'alimentation et l'agriculture (FAO). Il y en a forcément une près de vous !

TOP 10 DES PAYS LES PLUS BOISÉS (en millions d'hectares)	
Fédération de Russie	809
Brésil	520
Canada	310
États-Unis d'Amérique	304
Chine	207
République démocratique du Congo	154
Australie	149
Indonésie	94
Soudan	70
Inde	68

Source : Évaluation des ressources forestières mondiales, 2010, FAO.

La France, elle, compte presque un tiers de son territoire en forêts (16,3 millions d'hectares) et a progressé de 78 000 hectares par an depuis les 25 dernières années : vous allez forcément trouver un bois agréable pas loin de chez vous (même si vous habitez en ville) pour y faire un tour le week-end.

DÉPARTEMENTS FRANÇAIS LES PLUS BOISÉS
(taux de boisement en pourcentage de la superficie)

- *Corse du Sud :* 66 %
- *Var :* 64 %
- *Landes :* 60 %
- *Alpes-Maritimes :* 58 %
- *Alpes de Haute-Provence :* 55 %
- *Ardèche :* 55 %

(Source : IGN)

Et si j'embrassais un arbre ?

Si se promener en forêt est bon pour la santé physique et mentale, au point de porter désormais le nom de « sylvothérapie » (ou *shinrin-yoku* pour « bain de forêt » en japonais), une autre forte tendance est le *Tree-Hugg*, c'est-à-dire le « câlin à un arbre ». D'après la tradition bouddhiste, les arbres captent les flux célestes et les guident vers l'homme : en enlacer un permet donc de capter son énergie bénéfique. Cela peut sembler étonnant, mais ce moment de communion avec la nature mérite d'être essayé et offre de belles sensations, apportant calme et détente. Il faut le choisir (car il nous inspire ou nous « parle »), l'approcher, caresser son écorce, le prendre dans ses bras, lui parler, s'asseoir à ses pieds sous son feuillage, et se laisser aller sous son immensité. Farfelu ? Peut-être, mais qu'importe, si cela procure plaisir et sérénité.

Je file à la mer

L'air marin est très iodé mais également très pur, ultra-propre grâce aux vents qui le nettoient, exempt de germes. Contenant 7 à 70 fois moins de poussières qu'en ville, et jusqu'à 200 fois moins de dioxyde de carbone, il est aussi enrichi en oxygène car la pression atmosphérique y est plus forte. Et en prime, il regorge de minéraux et oligoéléments présents dans l'eau, grâce aux petites bulles d'eau de mer qui éclatent en surface, qui forment un « aérosol naturel » favorisant la dilatation des capillaires sanguins, et accélèrent les échanges entre l'organisme et le milieu marin. On en profite pleinement quand on marche les pieds dans l'eau, ou en bord de plage en prenant les embruns. Quant aux ions négatifs, présents en très forte quantité (notamment quand la mer se jette sur les rochers et projette ses microgouttelettes), leurs effets toniques et antistress sur l'organisme humain sont prouvés : le rythme cardiaque, notamment, se ralentit. L'air de la mer calme également le système nerveux, et déjà au siècle précédent on envoyait les « déprimés » ou les « énervés » « prendre les bains » pour aller mieux... Sur la plage, marchez, faites un footing, du char à voile, du « stand-up paddle », du longe-côte ou n'importe quelle autre activité ! Ouvrez grands vos poumons, faites le plein d'air pur et d'oxygène, respirez, criez !

Je m'aère à la montagne

La montagne, c'est avant tout un air de très grande qualité, nettoyé et formidablement pur. Certaines stations françaises sont même déclarées « stations climatiques » par l'Organisation mondiale de la santé (OMS) rejoignant ainsi le réseau français des « villes santé de l'OMS ».

Quasiment pas d'acariens ni de moisissures, une saison pollinique courte et marquée avec peu de risques d'allergies respiratoires (bon nombre de pollens d'arbres, comme le cyprès ou le charme, sont absents), une pollution atmosphérique minime (peu d'industries et un cadre montagneux) sont autant d'atouts. En outre, l'air de la montagne est par nature bénéfique : l'appauvrissement naturel en oxygène stimule, par effet de compensation, la production de globules rouges, et le corps sera mieux oxygéné, comme une sorte de dopage naturel. Un effet stimulant physiquement, et un peu euphorisant en début de séjour (car on sécrète un peu plus d'adrénaline), et garanti sans risque.

Bol d'air Jacquier® : vieux comme le monde (ou presque)… et efficace !

Certaines molécules aromatiques fonctionnent comme des « nettoyeurs » d'air, capables de capturer et neutraliser les substances nocives. C'est le cas, par exemple, des pinènes (monoterpènes insaturés), présents dans certaines huiles essentielles. C'est à partir de ce constat qu'a été élaboré le « Bol d'air Jacquier® », par René Jacquier lui-même, ingénieur lyonnais du début du siècle (il est né en 1911). Celui-ci cherchait une technique pour améliorer l'oxygénation des personnes malades, afin de les aider à retrouver leur vitalité. En effet, l'hypoxie (qui est la réduction de la quantité d'oxygène apportée aux cellules) n'est en réalité pas liée au manque d'oxygène dans l'air, mais plutôt à son assimilation insuffisante par les tissus de l'organisme. Or l'hypoxie est impliquée dans un certain nombre de problèmes de santé chroniques et bien actuels comme certaines allergies, le stress, la fatigue chronique, voire les apnées du sommeil.

Mis au point en 1947, le premier appareil Bol d'air® n'a donc pas pour objectif de fournir plus d'oxygène à l'utilisateur, ce qui serait dangereux, mais plutôt d'utiliser au mieux l'oxygène de l'air naturellement disponible, sans danger et sans effet secondaire. Ce dispositif permet de transformer les parties les plus volatiles de l'huile essentielle de térébenthine (qui contient majoritairement des pinènes) en porteurs d'oxygène.

LE SAVEZ-VOUS ?

L'huile essentielle de térébenthine est issue de la distillation à la vapeur d'eau de la résine de pin *Pinus Pinaster*, à ne surtout pas confondre avec le produit industriel de droguerie qui porte le même nom, mais qui, lui, est obtenu à partir d'écorces pressées avec des solvants chimiques !

Le Bol d'air permet d'effectuer de courtes sessions respiratoires (2 à 15 minutes), devant l'appareil, sans masque, pour que ces molécules pénètrent dans l'organisme et facilitent la libération d'oxygène vers les cellules et la meilleure récupération de l'oxygène par celles-ci, avec des défenses antiradicalaires naturellement augmentées. L'oxygénation redevient normale malgré la pollution. Répétées, les séances permettent l'apparition d'un nouvel équilibre de santé et d'une meilleure vitalité. On trouve des dispositifs dans certains centres de soin et de bien-être, dans les centres de thalassothérapie et de thermalisme.

Je surveille la qualité de l'air autour de chez moi

Utiles, les mesures effectuées par les capteurs et relayées par les associations permettent de dresser des états des lieux près de chez soi, et de savoir à quoi s'en tenir en matière de « pollution du jour ». Des sites et applis à suivre !

Les associations agréées pour la surveillance de la qualité de l'air en France

- *Région parisienne :* www.airparif.asso.fr
- *Hauts de France :* www.atmo-hdf.fr
- *Normandie :* www.atmonormandie.fr
- *Bretagne :* www.airbreizh.asso.fr
- *Pays de la Loire :* www.airpl.org
- *Région Grand Est :* www.atmo-grandest.eu
- *Franche-Comté :* www.atmo-franche-comte.org
- *Région Centre Val de Loire :* www.ligair.fr
- *Bourgogne :* www.atmosfair-bourgogne.org
- *Nouvelle Aquitaine :* www.atmo-nouvelleaquitaine.org
- *Auvergne-Rhône-Alpes :* www.air-rhonealpes.fr
- *Occitanie :* www.atmo-occitanie.org
- *Provence-Alpes-Côte d'Azur :* www.airpaca.org
- *Corse :* www.qualitaircorse.org
- *Guadeloupe :* www.gwadair.fr
- *Martinique :* www.madininair.fr
- *La Réunion :* www.atmo-reunion.net
- *Guyane :* www.ora-guyane.org
- *Nouvelle-Calédonie :* www.atmo-reunion.net
- *Mayotte :* www.lcsqa.org

L'appli maligne et facile

Comment connaître, au quotidien, la qualité de l'air de sa ville, ou de celle dans laquelle on se rend en voyage ou pour des vacances ? Ce site (et son appli pour mobile) fait le point en temps réel dans un grand nombre de pays (de l'Autriche à la Norvège, en passant par la Chine ou la Croatie) et plus de 300 villes. En France, une soixantaine de villes sont ainsi passées au crible. Avec de jolis graphiques pour suivre l'évolution sur la journée, mais aussi sur la semaine, le mois et l'année. Bientôt disponible, un « tracker » personnel (petit et à accrocher à son sac) permettra une extrême précision quant à l'air que l'on respire. On regrette juste que la traduction du site soit parfois un peu approximative.

➔ https://air.plumelabs.com

Je m'informe !

Le site clair, concret et pratique, de l'Association nationale pour la prévention et l'amélioration de la qualité de l'air propose des actualités mais aussi plein d'informations détaillées et de qualité sur la pollution, les effets sur la santé, les mesures, la surveillance et les réglementations.

➔ www.respire-asso.org

Beaucoup d'informations également sur le site de la Fédération des associations de la surveillance de la qualité de l'air, dite Atmo France, qui fédère le réseau des AASQA (Associations agréées surveillance de la qualité de l'air), avec un espace membre.

➲ www.atmo-france.org

Les allergies respiratoires, un mal de plus en plus fréquent

Ces atteintes inflammatoires des voies aériennes sont la conséquence d'une réaction immunologique d'origine allergique, dirigée contre un ou plusieurs allergènes. Si aujourd'hui 235 millions de personnes dans le monde souffrent d'asthme selon l'OMS, il y en aurait 100 millions de plus en 2025*. En France, par exemple (en 2011), 30 % des personnes souffrent de rhinite allergique (10 à 20 % des enfants), 8 % des adultes (et 10 à 15 % des enfants) souffrent d'asthme. L'asthme coûte chaque année environ 1,5 milliard d'euros dont 65 % de coût direct (traitement, hôpital, consultation) et 35 % de coût indirect (absentéisme). Il provoquerait 1 000 décès par an. Pourtant, après-guerre, seulement 4 % environ des Français étaient touchés par ces allergies saisonnières : un chiffre qui n'a fait que grimper, et devrait continuer puisque l'OMS estime qu'en 2050, la moitié

* Source : Nunes C, Pereira AM, Morais-Almeida M. Asthma costs and social impact. *Asthma Res Pract.* 2017;3:1. Published 2017 Jan 6. doi:10.1186/s40733-016-0029-3.

de la population mondiale devrait être touchée par une maladie allergique, et classe cette affection chronique au quatrième rang des maladies chroniques après le cancer, les pathologies cardiovasculaires et le Sida.

Pourtant, si beaucoup de Français (4 sur 10) pensent qu'il faut prendre son mal en patience et « apprendre à vivre avec »*, il est établi que cette pathologie altère fortement la qualité de vie et, pire, que 3 personnes souffrant de rhinite allergique sur 10 développeront un asthme dans les 10 ans à venir, une pathologie très fortement handicapante.

Pollution et changement climatique : un impact aggravant sur les allergies

Il est désormais prouvé que la pollution atmosphérique accentue les réactions allergiques aux pollens. Dès 2014, l'ANSES alertait sur cet impact aggravant : en effet, chez les sujets sensibilisés, les polluants favorisent la réaction allergique en abaissant le seuil de réactivité bronchique et/ou en accentuant l'irritation des muqueuses nasales et oculaires. C'est le cas, par exemple, de l'ozone qui altère les muqueuses respiratoires et augmente leur perméabilité, d'où des réactions allergiques à des concentrations polliniques plus faibles. Autre conséquence des polluants : certains peuvent agir sur les grains de

* Source sondage Ifop, Journée française de l'allergie du 21 mars 2017.

pollen pour les déformer ou en rompre la paroi, libérant de petits fragments de taille réduite, qui pénètrent plus profondément dans les bronches. Il est également démontré que des allergènes de pollen peuvent s'adsorber sur des particules de pollution, comme les suies issues du trafic routier.

Quant au réchauffement climatique, non seulement il allonge la durée de pollinisation (et donc de difficultés pour les allergiques !), laquelle démarre plus tôt et dure une quinzaine de jours supplémentaires, mais en outre, il semblerait que l'augmentation des températures puisse rendre le pollen plus allergisant : ainsi, selon des études, la quantité d'allergènes augmenterait avec la chaleur dans le pollen de bouleau et d'ambroisie (une espèce particulièrement envahissante).

Pollution atmosphérique : de vrais effets néfastes sur le cerveau ?

Si la pollution atmosphérique est soupçonnée d'augmenter les risques d'allergies respiratoires, elle pourrait avoir d'autres influences perverses sur la santé, à tout âge. Ainsi, une étude réalisée par des chercheurs canadiens du Public Health Ontario et de l'Institute for Clinical Evaluative Sciences, et publiée dans *The Lancet* en février 2017, montre des effets toxiques sur... le cerveau. Leurs travaux, sur plus de 6,5 millions de personnes en Ontario (Canada), suivies pendant plus de 10 ans, montrent que la proximité de résidence avec de grands axes routiers semble corrélée avec le risque de démence. Ainsi, sur 243 611 cas de démence, 6 à 8 % étaient observés chez des personnes vivant à moins de 50 mètres d'une route à très fort trafic, 4 % chez des personnes habitant entre 50 et 100 mètres d'un gros axe routier. Selon les auteurs, le trafic routier pourrait être une source de stress environnemental capable d'affecter le cerveau et de favoriser l'apparition de ce type de maladie neurodégénérative.

MES DÉPLACEMENTS : JE BOUGE EN TOUTE (BONNE) CONSCIENCE

Côté ville

Ah, nous et notre voiture ! On y passe parfois presque 2 heures par jour, beaucoup plus pour certains, on y emmène nos enfants en vacances ou au sport... C'est donc un espace qui mérite toute notre attention ! Tout comme on l'entretient et on la nettoie, on prend aussi soin de son intérieur. Et on limite les risques de cet endroit qui se révèle en réalité un haut lieu de pollution !

Je prends conscience

D'après un sondage publié en mai 2016 par l'association « 40 millions d'automobilistes », 74 % d'entre eux ne se sentent pas protégés de la pollution extérieure et des polluants émis par les autres véhicules quand ils sont au volant. Ils n'ont pas tort ! Car enfermés dans l'habitacle, parfois pendant de longues heures, on est aux premières loges de la pollution. Ainsi, on estime que l'habitacle présente une concentration de polluants 4 à 6 fois supérieure à celle de la rue. Selon Airparif, le conducteur d'une voiture roulant sur un gros axe routier reçoit deux fois plus de pollution que le piéton qui marche juste à côté ! Pourtant, 43 % des mêmes automobilistes interrogés estiment ne pas connaître les bons réflexes pour réduire la pollution à l'intérieur de leur véhicule... Et vous ?

EN VILLE :
À PIED, À VÉLO OU EN VOITURE ?

On croit souvent qu'être piéton ou cycliste augmente le risque de pollution citadine. Pourtant, dans la réalité, les plus pollués sont sans conteste les automobilistes ! Il a ainsi été prouvé récemment, dans une expérience anglaise menée au cœur de Londres, sur des personnes équipées de capteurs et étudiées sur un axe de circulation important, en pleine heure de pointe, que l'automobiliste est 3,5 fois plus exposé aux particules fines que le piéton, 5 fois plus que le cycliste et 2,5 fois plus que le passager d'un bus ! À nous de choisir !

Je purifie l'air dans mon habitacle

Parce qu'on y est confinés, parfois à plusieurs, on prend de bonnes habitudes antipollution.

Surtout, on ne fume pas !

- *On équipe son véhicule d'un filtre d'habitacle à charbon actif:* celui-ci, composé de trois couches de matériaux et placé à l'entrée du système de ventilation, permet de retenir une grande quantité de polluants (particules fines et ultrafines, benzène, ozone, dioxyde d'azote, monoxyde de carbone) et d'allergènes (jusqu'à 98 % des allergènes, bactéries et particules fines).
- *Avoir un filtre, c'est bien... L'entretenir et le faire changer, c'est mieux !* Celui-ci a en effet tendance à s'encrasser, et à ne plus être efficace... d'où des conséquences sanitaires (maux de tête, toux, nausées) et de potentiels ennuis mécaniques (casse prématurée des systèmes de climatisation et ventilation). Une odeur désagréable apparaît quand vous mettez en marche la climatisation ou la ventilation ? Le désembuage est long à survenir par temps froid ou humide ? Cela signifie que le filtre est obstrué et qu'il faut le changer ! Dans tous les cas, il faut le faire au bout de 15 000 km environ pour un usage ordinaire et tous les 10 000 km si vous circulez en ville. L'idéal est de le faire avant la saison des pollens et d'en profiter pour nettoyer les conduits et le système de climatisation...
- *On peut trouver sur les sites ou blogs d'associations d'automobilistes,* vendeurs, constructeurs de voitures

ou de filtres, toutes les informations pour choisir le meilleur filtre à charbon actif, au meilleur coût, et les conseils d'entretien selon le modèle de sa voiture. Par exemple le fascicule « Le filtre d'habitacle à charbon actif » à télécharger sur le site de l'association : www.40millionsdautomobilistes.com

- *Vous voulez faire encore mieux* (le filtre à charbon ne filtre pas l'air qui pénètre par les fenêtres ou portes, ni les pollens sur les vêtements), vous habitez dans une région « à pollens » ou vous, ou vos enfants, êtes de nature allergique ? Optez pour le diffuseur Diffuse and Go de Puressentiel®, parfait pour l'habitacle.
- *Envie d'une odeur de frais et d'une voiture débarrassée des germes ?* Avant de quitter votre véhicule, vaporisez régulièrement le Spray aérien Assainissant Puressentiel® aux 41 huiles essentielles (2 pulvérisations suffisent). Un bon geste préventif qui devrait devenir un réflexe !

Je nettoie mon coffre

Si l'air n'y semble pas forcément irrespirable (sauf si vous avez emmené le chien en promenade), le coffre de la voiture est pourtant incroyablement sale… jusqu'à 1 550 germes au centimètre carré. Rien d'étonnant puisqu'on y dépose les sacs de courses, voire les poubelles ou détritus à emporter à la déchetterie, les animaux, les bottes boueuses en rentrant de la campagne… un vrai régal pour les microbes ! Là encore, on prend de bonnes habitudes : premièrement, l'aspirer régulièrement, deuxièmement, ne pas y laisser traîner n'importe quoi, et troisièmement, vaporiser un spray assainissant pour tuer les germes !

Et mon volant ?

Lui aussi nécessite d'être nettoyé ! Une étude de l'Université Queen Mary au Royaume-Uni, a en effet révélé une information peu ragoûtante : il peut concentrer jusqu'à 9 fois plus de germes que le siège des toilettes publiques. Les chercheurs ont pu y dénombrer jusqu'à 108 germes par centimètre carré (contre « seulement » 12 pour un siège de toilettes) ! Responsables ? Nos mauvaises habitudes : conduire avec des mains sales, et surtout... grignoter au volant, car miettes et petits résidus alimentaires font alors le régal des bactéries, qui, ainsi bien nourries, ne demandent qu'à pulluler. On pense donc régulièrement à le nettoyer avec un liquide antibactérien, naturel bien sûr... et qu'on veillera également à se passer sur les mains avant de conduire !

Je parfume au naturel

L'idéal pour laisser dans son véhicule une odeur agréable, mais pas chimique comme celle de ces petits sapins qui pendent au rétroviseur ? On peut vaporiser un spray aux huiles essentielles dont on aime les senteurs, ou tout simplement déposer quelques gouttes d'une huile essentielle sur un galet en céramique de Limoges, ou encore opter pour un diffuseur sur port USB si la voiture est assez récente : on n'a alors plus qu'à choisir ses senteurs préférées pour faire de sa voiture un vrai cocon !

À vélo ou à pied, je ruse pour limiter la pollution

- *Je prends les chemins de traverse,* ou du moins les petites rues, moins fréquentées et donc moins polluées. L'expérience londonienne a ainsi révélé que dans une rue faiblement fréquentée, la dose de pollution reçue par un piéton était 30 % moins importante que dans une rue principale... et pour un cycliste, elle était 4 fois inférieure.
- *J'opte pour les couloirs de bus.* Une étude menée par Airparif en 2009 a montré que la pollution était deux fois moins élevée sur une piste cyclable qu'au milieu de la route, et 30 % moins que dans les couloirs de bus partagés. Inutile donc (en plus d'être dangereux) de « louvoyer » au milieu des voitures.
- *En cas de pic de pollution :* je réduis ma vitesse à vélo (pour respirer moins vite et fort, éviter l'hyperventilation et ainsi réduire l'absorption de particules), et j'évite de courir (pour les mêmes raisons).

Métro (et RER) : ça sent comment ?

Plus confiné, il n'y a pas... Mais question qualité de l'air, qu'en penser ? Selon une étude menée par ATMO en 2016, la pollution est maximale, essentiellement à cause des particules fines.

La pollution aux particules (PM10 et PM2,5) mais aussi au dioxyde d'azote dans les stations et couloirs provient tout à la fois de l'extérieur (avec des flux d'air incessants), mais aussi du roulage des rames et surtout de leur freinage quand elles arrivent en station, qui donne lieu à des frottements intenses (plus encore quand la rame est chargée). Aux heures de pointe, les compteurs de mesures peuvent relever des chiffres jusqu'à 300 microgrammes/m^3 d'air, sachant qu'en extérieur, l'alerte est sonnée dès que ce chiffre dépasse 80 microgrammes/m^3 ! Mais aucune réglementation sur l'air intérieur des stations n'existe... À nous donc, usagers, de trouver des astuces pour réduire les mauvaises odeurs et la pollution. Sans aller jusqu'au masque (utile toutefois en périodes d'épidémies), un simple mouchoir dans lequel plonger son nez et imbibé d'un peu de Spray aérien Assainissant ou Resp OK Puressentiel®, ou de quelques gouttes d'huiles essentielles de ravintsara ou d'eucalyptus radié rend le voyage moins pénible et participe à réduire les risques.

Toutefois, En France, avec le remplacement des rames anciennes par de plus modernes et moins polluantes, on peut faire baisser ces chiffres : quand, en 2011, la RATP a changé les rames de la Ligne 1 du métro parisien, l'émission de particules fines (mesurée à la station Franklin-Roosevelt) a chuté de 60 %. D'ici une quinzaine d'années, quasiment toutes les rames devraient être changées, selon la RATP, et équipées de nouveaux trains de freinage électriques, qui génèrent moins de particules fines.

Et si je me mettais au covoiturage ?

Cela fait maintenant quelques années que les Français (et bien d'autres) ont compris l'intérêt de ce mode de transport. Les avantages ? On remplit et « rentabilise » la voiture et on pollue donc moins, on se déplace pour peu de frais (puisqu'ils sont partagés), on fait des rencontres souvent agréables... Mieux encore, 70 % des conducteurs français estiment ainsi que le covoiturage les encourage à respecter plus scrupuleusement le code de la route, et 79 % des conducteurs déclarent que le covoiturage les aide à rester pleinement éveillés*, alors même que la somnolence est la première cause d'accident sur l'autoroute. Bref, le covoiturage est une vraie bonne idée... Reste qu'il est pour l'instant surtout utilisé pour les vacances, et moins pour les trajets quotidiens.

Et si je passais à l'électrique ?

Pour la voiture

La France s'y met ! En 2016, on a compté plus de 25 000 nouvelles immatriculations de véhicules électriques. La prime à la conversion (bonus de 10 000 euros pour l'achat d'un véhicule électrique en mettant au

* Sondage réalisé par BlaBlaCar chez ses membres.

rebut un vieux véhicule diesel) a été reconduite en 2017. Plus de 4 000 nouveaux points de charge ont été mis en service courant 2016 : actuellement on en compte environ 100 000 ouverts au public.

Pour le vélo

Quand la distance est un peu trop longue, ou pentue... on a tendance à prendre plutôt la voiture que le vélo. Mais avec l'électrique, on peut vraiment changer d'avis ! Les VAE, pour vélos à assistance électrique, permettent vraiment de faire du sport (il faut pédaler), mais réduisent la difficulté dans les montées (ou en cas de vent de face, par exemple), ce qui rend le trajet plus facile et donc plus agréable. Là encore, on peut bénéficier d'une aide.

- *Certaines communes offrent des subventions* allant de 150 à 400 euros (se renseigner dans sa mairie).
- *L'état, le 18 février 2017, a instauré une aide de 20 %* du prix du vélo, dans une limite de 200 euros si le cycle est neuf, qu'il n'est pas revendu dans l'année et que sa batterie n'est pas au plomb.
  ➔ Pour faire une demande : https://portail-bonus-velo.asp-public.fr/dvlec/app.php

Attention, ces deux subventions ne peuvent se cumuler, à vous de voir laquelle est la plus avantageuse pour vous.

Le bonus ? Il faut aussi savoir que l'employeur peut participer aux frais de déplacement de ses salariés à vélo ou à vélo électrique entre le domicile et le lieu de travail. Pour l'employeur, cette participation à l'indemnité vélo est exonérée de cotisations sociales, dans la limite de 200 euros par an et par salarié, sur la base des kilomètres parcourus par les salariés pour se rendre à leur travail, l'indemnité étant fixée à 0,25 euro par kilomètre parcouru.

Masques antipollution : sont-ils vraiment utiles ?

De plus en plus souvent, on croise des personnes (notamment des cyclistes) équipées de masques antipollution réutilisables : pas ceux en papier (à usage unique et plutôt destinés à ne pas contaminer les autres en cas de rhume), mais de « vrais masques » prenant la moitié du visage. Parfait pour le look Dark Vador, mais pour quelle efficacité ? Vendus entre 30 et 50 euros, ces masques, selon les fabricants, retiennent les poussières, mais également les particules PM10 (d'une taille inférieure à 10 micromètres) et les PM5. Certains modèles sont aussi dotés de filtres spécifiques contre les gaz polluants comme l'ozone (O_3) et le dioxyde de soufre (SO_2) (avec des filtres à charbon actif), ou le dioxyde d'azote (NO_2).

Toutefois, ils ne filtrent pas les plus fines des particules (type PM2,5) qui sont aussi les plus toxiques, et certains médecins leur reprochent une certaine gêne respiratoire qui oblige à respirer plus profondément... et donc à absorber plus de particules. D'autant que, se croyant protégés, les cyclistes vont avoir tendance à ne pas prendre d'autres précautions (comme ralentir leur vitesse, par exemple, ou adapter leur itinéraire pour prendre des chemins moins fréquentés).

Avant de choisir (ou pas), se souvenir que...

- Un cycliste subit moins de pollution qu'un automobiliste, même dans les embouteillages.
- Mieux vaut rouler que de ne rien faire (oui, même en ville !) car le sport est toujours bénéfique pour la santé, même quand on ne vit pas en rase campagne.
- Il faut choisir un masque qui épouse bien la forme du visage (généralement en Lycra). Toutefois, tous sont relativement inconfortables (respiration gênée, transpiration...).
- Les masques en papier ou les foulards n'ont aucun effet filtrant.

Côté jardin

S'il y a bien un endroit qui devrait, par définition, être non seulement bucolique mais aussi écologique, c'est notre jardin ! Qu'il se réduise à un balcon et quelques pots de plantes aromatiques ou à un petit coin de pelouse, ou que sa surface mobilise notre énergie du week-end pour la tonte, on en prend soir naturellement, pour n'en garder que le meilleur pour la santé !

Je fais un barbecue sain

On le sait, un barbecue d'extérieur s'utilise… à l'extérieur ! Et jamais à l'intérieur de son domicile, pour lequel on choisira plutôt un petit barbecue électrique, et qu'on utilisera en aérant.

Vous vous servez régulièrement des « allume-barbecue », ou même employez des produits liquides pour démarrer votre feu ? Attention, ils sont toxiques, et dégagent des hydrocarbures de combustion toxiques, qui peuvent même atterrir sur vos grillades. Remplacez-les par des allume-feu naturels, ce qui, en plus, vous fera faire des économies. Cagettes récupérées au marché, petits branchages du jardin, pommes de pin bien sèches, mais aussi bouchons de bouteille (en liège, pas en plastique) et boîtes à œufs en papier mâché sont très efficaces et gratuits. Vous pouvez également faire du papier mâché avec de vieux journaux (en papier recyclé), que vous tremperez dans la cire (si vous gardez vos résidus de bougies). On trouve également (un peu plus chers) des allume-feu écologiques, fabriqués à partir de matières végétales recyclées comme ceux proposés par la Droguerie Écologique, qui sont fabriqués par l'association rennaise de réinsertion « La feuille d'érable » (à partir de cagettes recyclées) et sont donc aussi solidaires et bon marché (moins de 4 euros la douzaine).

Non, ça, je ne le brûle pas !

Herbes sèches et branches mortes... Eh bien non, on n'en fait pas un grand feu de joie dans son jardin !

Officiellement, ces déchets dits verts (éléments issus de la tonte de pelouses, de la taille de haies et d'arbustes, d'élagages, de débroussaillement et autres), s'ils sont produits par des ménages, constituent alors des « déchets ménagers ». Leur brûlage est donc interdit en vertu des dispositions de l'article 84 du règlement sanitaire départemental.

Une circulaire (28/11/2011), formulée par le ministère de l'Environnement à destination des préfets, et relative au brûlage à l'air libre des déchets verts rappelle qu'outre être à l'origine de troubles du voisinage (générés par la fumée et les odeurs), ce procédé est source d'émission importante de substances polluantes dont des gaz et particules. En outre, c'est une combustion peu performante, qui émet des imbrûlés, surtout si les végétaux sont humides. Dans certaines régions, cette combustion de biomasse peut représenter localement et selon la saison une cause prépondérante d'augmentation des niveaux de pollution.

C'est bien évidemment pire si on ajoute au feu ce qui traîne comme des vieux magazines, plastiques, bois ou cartons traités. On s'abstient donc !

- *La solution ?* Soit le paillage ou compostage, soit tout simplement le dépôt en système de collecte ou déchetterie (pour trouver la plus proche de son domicile, http://decheteries.fr/).

➔ *Pour retrouver la circulaire :* www.respire-asso.org/wp-content/uploads/2016/06/circulaire-brulage-dechets-verts.pdf

Je veux jardiner « vert » !

Du bac de plantes aromatiques au vrai petit potager, entretenez vos plantations en préservant la nature. Si vous l'aimez, elle vous le rendra !

Je fais mon compost

Écologique et gratuit, le compost naturel réduit aussi la part des déchets ménagers qu'on produit et qui doivent ensuite être traités par la collectivité ! Tout ça, grâce aux micro-organismes qui vont transformer, grâce à l'oxygène de l'air, vos pelures en précieux engrais non polluant pour vos plantes en fertilisant vos sols : un vrai recyclage ! Avantage, on peut tout y mettre : les déchets des repas (épluchures, coquilles d'œufs, croûtes de fromage ou de pain...) ET les déchets du jardin (feuilles mortes, fleurs fanées, produits de la tonte de la pelouse, etc.). Cela demande un peu de travail (retourner et brasser le tas au moins toutes les deux semaines pour bien l'aérer, l'arroser), mais c'est naturel et gratuit. Et... ça ne sent pas ! Si vous trouvez que l'odeur est désagréable, c'est que votre compost est trop compact ou trop humide, et qu'il faut le brasser. Vous pouvez fabriquer vous-même votre composteur à mettre au fond du jardin, ou en acheter un.

J'utilise des engrais naturels

Quel dommage, pour soi comme pour la collectivité, de traiter ses fruits et légumes, alors que l'on peut booster sa récolte naturellement et gratuitement avec des engrais 100 % malins.

- *Le marc de café :* à ajouter à la terre en le mélangeant avec celle-ci. Il est riche en azote et phosphates, tout ce qu'elles aiment.
- *Les cendres de la cheminée :* elles sont très riches en minéraux. Il faut juste penser à les tamiser, puis mélanger avec de l'eau et arroser les plantes.
- *Les coquilles d'œufs :* après les avoir séchées et écrasées finement avec un rouleau à pâtisserie.
- *Les peaux de banane :* riches en potassium, elles forment un très bon engrais. On les coupe en fines lanières et on les enterre (les rosiers, tout particulièrement, adorent). Évidemment, on choisit des bananes bio !

Je désherbe... sans chimie !

Pas de désherbant chimique polluant ! On peut travailler à la binette, tout simplement, si la surface n'est pas trop importante, mais également utiliser le vinaigre blanc, très efficace pour supprimer les mauvaises herbes, tout comme l'eau de cuisson des pommes de terre. Seule condition, l'utiliser quand il fait soleil et ne le mettre que sur les mauvaises herbes, sinon les bonnes vont également périr. Autre solution bien pratique : le paillis, qui réduit considérablement la pousse des indésirables, en plus de protéger du gel, de préserver l'humidité et d'éviter que le sol sèche trop vite (on peut réduire jusqu'à 40 % l'arrosage) et de créer de l'humus bénéfique. Pour cela, vous pouvez utiliser des feuilles mortes, les déchets de la tonte, ou même des aiguilles de pin ou des copeaux de bois.

Je tiens les insectes à distance de mes plantations

Plus besoin de chimie, je garde les doigts verts !

- *Contre les pucerons :* le purin d'orties est très efficace (on peut l'acheter ou le faire soi-même... avec des gants !) et, en outre, il est très fertilisant. Également très efficaces, les coccinelles, qui dévorent les pucerons sans hésitation. Vous pouvez organiser une grande « chasse » avec les enfants pour les attraper, et même en acheter, adultes ou sous forme d'œufs. On trouve même des kits d'élevage qui seront très éducatifs pour les plus jeunes.
- *Contre les chenilles et les vers des fruits et légumes : Bacillus thuringiensis* est un insecticide écologique, une bactérie naturellement présente dans les sols et les feuilles, qui est fatale pour les envahisseurs et que l'on trouve en cristaux.
- *Contre les cochenilles :* on disperse une « barrière anti-insecte marine » (fabriquée à partir de coquilles Saint-Jacques broyées) qui, dispersée sur les feuilles forme une barrière protectrice 100 % écologique.

- *Contre les fourmis, punaises, et autres insectes rampants :* la terre de diatomée est extraite de carrières naturelles, broyée sans transformation chimique, et composée de fossiles d'algues. Même broyée, elle est coupante pour ces insectes qui s'y blessent et meurent, mais complètement inoffensive pour humains et animaux.

Je choisis des plantes antimoustiques

Vous voulez éloigner ces sales bêtes de votre terrasse ou chambre ? Installez tout autour de la table de jardin et sur vos rebords de fenêtres des jardinières de lavande et de géranium (ou pélargonium), mais aussi de citronnelle ou d'aspérule odorante : de véritables repoussoirs pour les insectes piqueurs, mais pas pour nous, bien au contraire, puisqu'ils sont délicieusement parfumés.

INDEX DES HUILES ESSENTIELLES CITÉES

TABLE DES MATIÈRES

Achevé d'imprimer en novembre 2018
sur les presses de la Nouvelle Imprimerie Laballery
58500 Clamecy
Dépôt légal : novembre 2018
N° d'impression : 810420

Imprimé en France

La Nouvelle Imprimerie Laballery est titulaire de la marque Imprim'Vert®